生殖常见问题手册

——从不孕、辅助生殖技术到优生

主 编 商 微

北京大学医学出版社

SHENGZHI CHANGJIAN WENTI SHOUCE——CONG BUYUN、
FUZHU SHENGZHI JISHU DAO YOUSHENG

图书在版编目（CIP）数据

生殖常见问题手册：从不孕、辅助生殖技术到优生 /
商微主编 . —北京：北京大学医学出版社，2020. 4
ISBN 978-7-5659-2118-6

Ⅰ . ①生… Ⅱ . ①商… Ⅲ . ①生殖医学－问题解答
②试管婴儿－技术 Ⅳ . ① R339.2-44 ② R321-33

中国版本图书馆 CIP 数据核字（2019）第 248938 号

生殖常见问题手册——从不孕、辅助生殖技术到优生

主　　编：商　微
出版发行：北京大学医学出版社
地　　址：（100191）北京市海淀区学院路 38 号　北京大学医学部院内
电　　话：发行部 010-82802230；图书邮购 010-82802495
网　　址：http://www.pumpress.com.cn
E - m a i l：booksale@bjmu.edu.cn
印　　刷：中煤（北京）印务有限公司
经　　销：新华书店
策划编辑：刘陶陶
责任编辑：安　林　　责任校对：靳新强　　责任印制：李　啸
开　　本：710 mm×1000 mm　1/16　印张：7.25　字数：100 千字
版　　次：2020 年 4 月第 1 版　2020 年 4 月第 1 次印刷
书　　号：ISBN 978-7-5659-2118-6
定　　价：35.00 元

主编简介

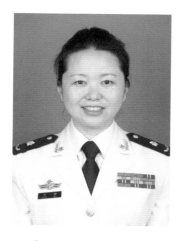

商微，博士生导师，主任医师，解放军总医院第六医学中心妇产科生殖中心主任医师，中华医学会生殖医学分会委员、中国医师协会生殖医学专业委员会委员、中国康复医学会生殖健康专业委员会副主任委员，专职从事辅助生殖技术20年，专注辅助生殖技术的创新研究，曾赴美研修，具有稳定的国际合作伙伴，建立了完备的从基础到临床的研究平台。主要擅长辅助生殖技术、卵巢功能减退患者的治疗、复发性流产的治疗，尤其擅长卵巢低反应患者的方案个体化治疗，首创卵巢功能减退促排方案及保胎方案，成立中国第一个"卵巢功能减退门诊"，牵头或承担国家重点研发项目及省部级课题数项，获多项省部级奖。

参编人员

参编人员（按姓氏汉语拼音排序）

陈　甫　　陈梦楠　　董　丹　　韩慧敏　　郝镁娟
何晓玲　　黄　影　　康　靖　　李安安　　李　敏
李永利　　刘　斌　　刘亚茹　　马　夫　　商　微
沈玉良　　史修丛　　舒明明　　宋春兰　　隋艳丽
汤艳芳　　田艳云　　王　珂　　王伟周　　王喜娜
肖　霞　　臧雪芬　　赵梦瑶　　赵　勇　　周　明
左海洋

序

近些年来，随着人们受教育程度的提高以及社会压力、生活成本的增加，晚婚晚育已经成为普遍现象，随之而来的就是不孕不育。虽然试管婴儿技术已经在中国大陆开展 30 多年了，但是人们对于试管婴儿技术还是存在一定的误解。本书收集了生殖中心门诊患者常常遇到的问题及困惑，从妇科、男科、实验室及护理四部分以问答的形式结合插图，用通俗易懂的语言，生动翔实地解释了试管婴儿的全过程以及进行试管婴儿治疗的患者需要注意的问题。

试管婴儿患者是一类特殊的人群，这一类人主要是想要孩子而成为了"病人"，所以这类人在外表上看是正常的，这就导致了我们就忽略了对这部分人的关怀，其实她们恰恰有我们看不到的伤痛需要去抚慰。

希望本书在解答患者疑虑的同时，能减轻医护人员日常工作中的繁琐问题。希望患者在日常就诊的间隙可以仔细阅读本书，正确看待试管婴儿技术，消除误解，避免提出不合理的治疗要求，在广大医护人员的帮助下，建立美满家庭。

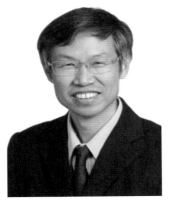

匡延平，医学博士，主任医师，硕士博士生导师，上海交通大学医学院附属第九人民医院辅助生殖科主任。中华医学会生殖医学上海分会副主任委员、中西结合生殖医学分会副主任委员、《中华生殖与避孕杂志》编委、中国康复医学会生殖健康专委会主委。中国辅助生殖技术界自然周期、轻微刺激和玻璃化胚胎冷冻等技术的倡导和开拓者；也是国际上辅助生殖高效黄体期促排卵的开创者；原创的高孕激素状态下促排卵（PPOS）技术引领行业发展新潮流；研发上使本行业试剂器材首次有了中国设计（胚胎冻融培养基）和中国产品（新型取卵针）。先后主持了国家自然科学基金、市科委、985 转化医学等多项课题，发表创新学术研究受到国际高度关注、有专利多项。

前　　言

　　伴随着改革开放，中国大陆试管婴儿技术已经走过 30 多个年头。解放军总医院第六医学中心（原海军总医院）生殖中心始终坚持姓军为战、军民融合的发展方向，始终坚持以质量取胜、以特色取胜的方针，不断开展新技术、新业务。从开设不孕不育门诊到开展卵巢功能减退特色门诊，从普通试管婴儿技术到 PGD/PGS 的开展，帮助广大患者圆了母亲梦。

　　进入新时代，随着门诊患者数量越来越多，每个患者遇到的问题和疑惑也不尽相同，医师没办法逐一仔细回答，为了更好地让大家了解试管婴儿，更好地服务患者，编者组织生殖中心临床妇科、男科、实验室、护理部等同事，从患者最关心、提问最多的方面，结合本中心特色和试管婴儿技术，用通俗易懂的词语向大家普及一些不孕不育及试管婴儿的知识。虽然还不够尽善尽美，但是我们会努力做到最好，不断完善，也希望广大同仁和患者朋友对本书提出宝贵意见。

解放军总医院第六医学中心

目　　录

一

妇 科 篇

1. 做试管婴儿的一般流程有哪些？

一般来说，对于确定需要进行试管婴儿助孕的夫妇应首先进行夫妻双方的查体，开具各种体检项目，如各种传染性疾病检查、基础激素水平测定、宫颈防癌筛查、有无染色体异常等。等体检的结果拿到后，患者找主诊医生看结果，如指标全部合格，便可约建辅助生殖病历。待病历档案完善后，需要进行促排卵方案的制订，实施个体化的促排卵方案；当卵泡直径达 18 mm 左右时，确定注射 HCG 促卵子成熟的时间，一般在注射 HCG 后的 34～36 小时取卵；取卵后，将卵子与精子在胚胎实验室中进行体外受精，培养成胚胎。通常新鲜周期移植指在取卵后第 3 天或第 5 天进行胚胎移植，但有时由于新鲜周期子宫内膜不合适、激素水平不合适、存在卵巢过度刺激风险等，会先将胚胎冷冻起来，择期解冻移植。解冻移植一般为月经第 2 天或月经干净时行超声检查，根据医生制订的方案调整内膜，待内膜合适时，将胚胎解冻，移植入宫腔。

2. 监测排卵后第 3 天与第 5 天激素水平的意义及方法有哪些？

胚胎着床一般开始于精卵结合的第 5 ~ 6 天，于 11 ~ 12 天完成，而排卵后卵巢形成黄体，分泌雌激素、孕激素，促使子宫内膜从增生期向分泌期转化。子宫内膜只在特定的"窗口期"才允许胚胎植入，此时体内雌、孕激素水平与子宫内膜接受胚胎的能力密切相关，适当的激素水平可使内膜与胚胎同步发育，提高着床率。

其中孕激素可使子宫内膜转为分泌期，抑制子宫收缩，促使宫颈口闭合，分泌的黏液变稠，阻止精子和其他微生物的进入，降低输卵管节律性收缩的振幅，并调节免疫，促进血管扩张，增加血供。雌激素、孕激素需协同作用，较低的雌激素水平会使孕激素不能发挥其应有的生理效应。

如发现怀孕后才开始应用激素，进行黄体支持保胎治疗，则对于子宫内膜的转化和发育有些晚。因此，对有反复移植失败或复发性流产史的患者进行的黄体支持治疗时间应从排卵后开始。但是患者也需要明白的是妊娠性激素的补充不能改变胚胎的质量，即使性激素补充充分，仍然有胚胎停育的可能。

因此该监测主要针对反复移植失败或黄体功能不全导致流产的患者。监测项目为排卵后第 3 天、5 天抽血查促黄体生成素、雌二醇和孕酮水平。监测方法为从月经第 1 天算起，月经第 8 ~ 10 天超声监测卵泡发育，直至确定哪天排卵，排卵当天为第 0 天，往后推第 3 天和第 5 天抽血。对于因月经不规律或卵泡发育障碍而无法进行该项监测的患者，可在下次备孕时直接选择促排卵，指导同房治疗。

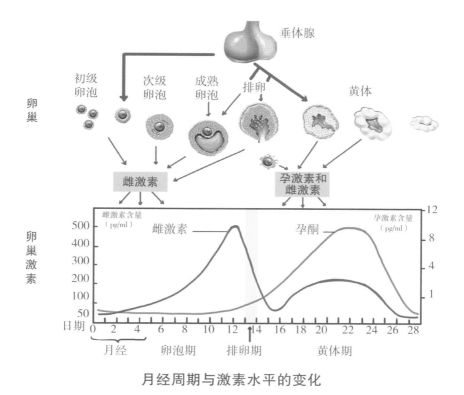

月经周期与激素水平的变化

3. 促排卵取卵会不会让女性提前衰老？

使用大剂量的促排卵药物大大提高了试管婴儿的获卵率、可移植胚胎率，妊娠率也随之明显上升。有很多做试管婴儿的患者担忧大量使用超生理剂量的促排卵药物之后，取那么多卵子会不会提前把卵巢里的卵子用完，会不会导致卵巢早衰而让自己提前衰老。

其实是不会的。女性的卵泡数在胚胎早期就已固定，大约为60万个，在卵巢皮质里的"卵泡池"中休眠。从青春期开始，卵泡池里的卵泡就受下丘脑—垂体—卵巢轴的激素调控，每时都有一群群的始基卵泡被唤醒，进入生长和成熟过程，这一过程大约需要200天。自然状态下，女性一生中一般只有400～500个卵泡发育成熟并排卵，仅占总数的0.1%左右。经历了始基卵泡—窦前卵泡—窦卵泡—生长卵泡—成熟卵泡—排卵的过程，在最后的14天，通过超声我们可以观察到2～20 mm的卵泡。

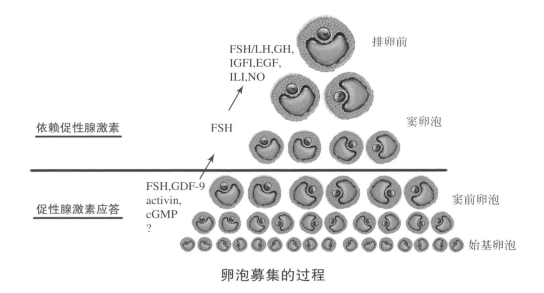

卵泡募集的过程

我们来了解下卵泡生长发育的关键过程：

窦卵泡的募集过程是短暂的，从月经周期的第1到第4天，进入募集而继续发育的卵泡数目为 20～30 个，称为卵泡簇。它们形态上无区别，均有发育成为成熟卵泡的潜力。募集阶段去除一个卵泡并不影响其他卵泡的发育，也不会影响排卵。

月经周期的第 5～10 天为募集过程的终点。在被募集进入继续发育轨道的窦卵泡簇中，对 FSH（促卵泡生成素）最敏感的一个卵泡优先发育成为优势卵泡，其余卵泡退化闭锁。

促排卵过程只是挽救已经走过近 200 天生长发育、在最后的 14 天即将闭锁的卵泡，利用药物（如增加 FSH 的剂量）将部分对 FSH 不敏感的卵泡拉进了生长队列，使它们进入生长发育成熟的最后阶段，而不是将以后的卵泡都提前取了。若发育中的卵泡不能紧跟优势卵泡的发育，那么它仍不能最终成为成熟卵泡。促排卵并没有打扰到卵泡池里的始基卵泡，静止期的卵泡是非促性腺激素依赖的，它们对使用的药物并不发生反应，不必担心促排卵会导致卵巢衰老加速。

4. 盆腔显影术的优势、检查流程及注意事项有哪些？

盆腔显影术是指将显影管插入宫腔，用注射器注入无菌混合液后，在阴道穹处形成液性暗区，在超声引导下，进行穿刺并且注入适量的无菌液体，动态观察宫腔和输卵管形态与功能是否正常的技术。其优势有：盆腔内刺激更小，不良反应少，术后无须避孕，可以治疗输卵管轻度粘连，操作简便、价格便宜、安全可靠、无须麻醉。

检查流程：要求月经干净后 3 天以内行超声检查，评估子宫内膜情况，如子宫内膜合适，开术前体检单（主要为血常规、免疫四项、凝血功能、尿酶免试验、心电图检查，测血压、心率），如体检结果正常，签署手术同意书，开手术费用，交费后至生殖手术室预约盆腔显影术。

注意事项以及绝大部分患者关心的问题：①非全麻患者当天可以正常吃饭、喝水，但尽量不要吃产气多的食物，如牛奶、豆浆、鸡蛋等；②全麻患者需要术前 6～8 小时禁食、水。③检查前排尽大、小便，所有患者均需要有家属陪同。④检查当天需挂号。⑤检查当时就能出报告，检查结束后就可以找医生看结果。⑥术后应遵医嘱服用一定量的抗生素以防感染，有的患者会有 2～3 天的出血，但一般不会超过月经量，可以淋浴，不能盆浴、泡温泉和游泳，出血期间不能同房。对于疼痛问题，因人而异，检查时会有疼痛、不适的感觉，检查过程需 30 分钟左右，但疼痛、不适的时间一般只有 3～5 分钟，而且大部分患者都可以忍受。

5. 人工授精成功率不高，为什么医生还让我做？

人工授精（artificial insemination，AI）根据精液放置位置可分为阴道内、宫颈管内或宫腔内人工授精（intrauteria insemination，IUI），现今最常用的为宫腔内人工授精。宫腔内人工授精主要为两步，第一步为精液处理，第二步为将精液送入宫腔内。首先精液处理是将男方手淫取出的精液，在无菌条件下进行梯度离心和上游法处理等，从而降低精液的黏稠度，减少或去除精浆内的前列腺素、细菌与碎片等，以达到符合要求的精子密度，改善精子的受精能力。通过向宫腔内送入处理后的精液，可增加因性交困难、男方少弱精，或因精液液化不良而致不孕者的妊娠机会。对于免疫性不孕、不明原因不孕、轻中度的子宫内膜异位症的患者也可先行人工授精助孕。将处理后精液送入宫腔，可使精液直达目的地，相当于给精子提供"专车服务"，避免优质精子迷路或被挡于宫颈大门外。

卵子排出后 12 ～ 24 小时即失去受精能力，因此在行人工授精前，要听从医生安排监测排卵，对于无法正常排卵的患者，给予及时治疗，以确保在正确的时间将优质精子送到正确的位置，增加受孕机会。一般认为，能够接近自然妊娠就尽量接近自然妊娠，如果

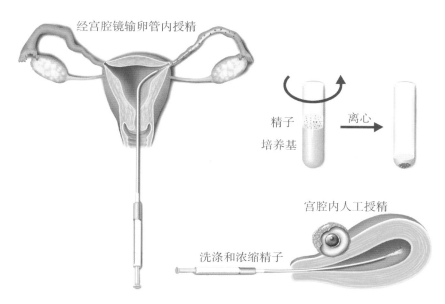

经宫腔镜输卵管内授精

精子培养基　离心

宫腔内人工授精

洗涤和浓缩精子

两种常用的人工授精示意图

人工授精仍然不能受孕再采取进一步的辅助助孕方法。

6. 什么样的夫妇推荐做人工授精呢？

对于男性而言，有轻度或中度的少精、弱精、畸精子症，精液不液化或液化不良，射精困难或有自身免疫抗体；对于女性而言，有子宫颈炎、宫颈黏液黏稠，有宫颈肌瘤及宫颈曾行锥切术，有抗精子抗体干扰精子在生殖道运行与受精；以及各种原因导致的同房困难，都需要人工授精。

大部分患者的情况可能是精液有点差，吃药后就能达标；输卵管有点堵，做过造影，情况不严重；年龄偏大，但卵巢功能尚可，也有正常排卵，可就是怀不上。对于这种生育力下降的夫妇，医生也建议他们做人工授精。这是为什么呢？

首先，精子合格和精子优质是有差异的，在排卵期也许精液质量低下，不易受孕；其次，部分女性白带过多、黏稠，或宫颈管细小，影响精子进入宫腔；另外，备孕期过于紧张，导致男性射精量少，女性子宫异常进入宫腔的有效精子少。所以生育力下降的夫妇也建议人工授精。

7. 人工授精的成功率是多少？

夫精人工授精按周期算妊娠率约15%。比起不孕症夫妇100%的心理预期，人工授精的成功率确实较低；但对于不孕症夫妇试孕

1 年，每月为 0 的妊娠率，这个成功率还是高了很多。由于人类胚胎有自我淘汰的过程，所以即使是生育力正常的夫妇同房或人工授精都不可能做到一次命中。

8. 人工授精的最佳时期是什么时候？

不孕患者一般会行输卵管造影检查，怀疑宫腔或盆腔病变会行宫腔镜或宫腹腔镜术，术后 3 个月是最佳受孕时机。因为经造影或手术，输卵管通畅度得到改善、子宫内膜容受性提高，受孕力增强。所以这时行人工授精会事半功倍。

有些患者因传统观念或时间有限，总纠结于要"自然"怀孕，不要"人工"授精，其实人工授精是最接近自然受孕的辅助生育手段，除了优化并输送精子，其余均是自然过程。

9. 如何改善卵子质量？

卵子产生于卵巢，在黄体生成素和卵泡刺激素的作用下，发育成熟并排出。卵子质量与女性的年龄、遗传、环境和生活方式等因素有关，其好坏是影响辅助生殖结局的重要因素之一。

首先，年龄是影响卵子质量的关键因素，如今患者高龄化的现象越来越普遍，殊不知随着年龄的增加，卵巢功能逐渐减退，机体受到环境污染的影响越多，卵子老化的现象严重，卵子的质量下降和染色体异常率也随之升高，继而流产率上升，活产率下降。

在年龄条件无法改变时，我们可以通过以下方式改善卵子质量：

（1）改善生活环境

改善日常生活环境，远离环境危险因素。如工业排放的污染物、放射物、农药毒物、塑料制品等。

（2）建立健康的生活习惯

合理安排生活作息，早睡早起，不熬夜，不嗜烟酒，避免过度劳累，保证充足的睡眠。

（3）建立良好的饮食习惯

饮食要合理，营养要均衡。避免浓茶、咖啡、碳酸饮料、油炸食品等，不偏食、挑食、暴饮暴食、盲目节食等。

（4）保持良好的心态

不良的情绪和精神压力过大，可降低机体的免疫力。强烈的情绪波动或突然的精神刺激可影响内分泌系统的正常功能，导致卵巢功能减退及月经失调。

（5）适度锻炼

适当进行体育锻炼或有氧运动，控制体重指数在 18 至 24 之间，可提高卵巢反应，改善卵子质量。

（6）谨遵医嘱

随着不孕症发病率升高，各种保健品流入市场。患者不要盲目听信广告宣传，积极同主管医生沟通用药，寻找最适合自己的方案。

10. 我来看不孕症，为什么要吃避孕药？

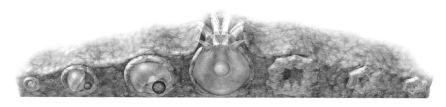

卵泡发育及排卵示意图

复方口服避孕药中的主要成分为雌、孕激素，口服避孕药自20世纪发明以来，不断更新换代，孕激素含量越来越高，雌激素含量越来越低，其应用也更接近正常的月经周期。其通过增加孕激素抑制卵巢排卵，增加宫颈黏液黏稠度，改变子宫内膜容受性，使精子不易进入宫腔，胚胎不易着床起到避孕的作用，还可减少雄激素的合成，治疗痤疮等。

不孕症患者应用避孕药是为了抑制促性腺激素的分泌，抑制优势卵泡生长，让卵巢休息，之后应用促排卵药，可使大多数卵泡能同步发育。进而在一次取卵后获得更多成熟卵泡。

许多患者担心避孕药为激素类药物，服用后体重增加，这是因为雌激素有水钠潴留作用，会引起水肿，另外，孕激素有弱雄激素的作用，会增加食欲，促进蛋白质的合成。而且随着药学的发展，避孕药中的孕激素的雄性激素作用降低，甚至有的可降低雄激素的作用。

注意：有以下情况的人群不宜服用避孕药：高龄、吸烟、血栓形成高风险者、肝或心脏疾病者、抑郁症病史者、血压波动大或有偏头痛者。

11. 为什么超声看到很多卵，取到的卵却很少？

"医生，我取到了多少卵？"这几乎是所有患者在取卵术后的第一句话。

取卵术后患者在交流中都会互相交流取到了多少卵。尽管多数患者都明白获得更多的卵子也不一定就能得到更多优质胚胎，但是获得更多的卵子是形成更多胚胎的基础。

那么为何会有取到的卵子数比超声看到的卵子数少呢？可能有以下原因：

（1）对超声报告的错误理解

对于一些对"试管婴儿"诊疗过程不是特别了解的患者来说，在看治疗过程中的超声报告时会存在一定程度上的理解错误。比如，有些超声会报告该患者双侧卵巢的所有卵泡数或者卵泡直径大于一定尺寸的卵泡数。而在行取卵术的过程中只是取尺寸相对较大的成熟卵泡。因此不会把卵巢中能看到的所有卵泡都进行穿刺取卵。另一种常见的误解是，通常患者都会测定一次基础卵泡数，有些患者就会误解基础卵泡是多少，就能取到多少卵子。

（2）卵巢功能下降

一般来讲，随着年龄增长，卵巢功能会逐渐减退，卵巢的储备功能下降，排卵减少。卵巢功能的减退程度也因人而异，比如和一些妇科疾病及手术有关。因此，有一些年轻的不孕症患者卵巢功能就已经不好了，在"试管婴儿"促排过程中可能只促出几个成熟卵泡。卵巢功能减退最初的表现为月经周期的缩短，多数会少于25天，继而是月经周期的拖后至周期不规则。

另外，高龄患者，尤其是大于40岁的患者，卵巢功能减退明显，"试管婴儿"的成功率也就相应下降。所以，一旦患者发现自己已经符合做"试管婴儿"的指征，就不应该再犹豫，以免错失最佳的治疗时机。这样一来，患者就不会再问"为什么别人取卵取了那么多，我就只能取这么几个卵，甚至一个卵也取不到！"

（3）取卵时机

一般来说取卵手术会在"夜针"后34～36小时后进行。"夜针"是在"试管婴儿"超促排卵过程中的最后一次打针，目的是促进卵泡的成熟。因为这一次用药通常会安排在晚上，所以俗称为"夜针"。卵子被卵丘细胞包裹并黏附于卵泡壁上。"夜针"可以促使卵子发育成熟，并让包裹的卵丘细胞松散，使得卵子更易于从卵泡壁脱落，从而更容易取到卵子。

当取卵时间与"夜针"间隔时间过短，卵泡可能并未发育成熟，即卵丘细胞尚未松散，卵子不易从卵泡壁脱落，医生可能会取不到卵子。而间隔时间过长，则可能有部分卵泡已经发生排卵。这两种情况都会导致取卵数目减少甚至不能获得卵子。然而，这个时间间隔是针对大部分患者的，对于每个独立的个体，也会有一些差别。

通常"夜针"分 HCG 和 GnRH-a 两种。如果患者因个体特殊原因对其中一种反应差或者"夜针"用量不够也会导致卵子的成熟度不足，使卵子不易从卵泡壁脱落，影响取卵数目。

总之，如果一旦发现获得卵子数目明显减少、成熟度差或者有提前排卵的情况，则需要与医生及时沟通调整治疗方案。

（4）卵泡质量

患者在做"试管婴儿"的过程中都会间断地做超声行卵泡监测。看着卵泡在一天天地长大也是一个很奇妙的过程。而我们关心的卵子是在卵泡里的，并不能在超声下看到。理论上，每个卵泡内都有一个卵子。但是也有一些特殊情况，如卵泡里没有卵子或者一个卵泡里有两个卵子。卵泡质量的好坏主要与遗传因素和年龄因素相关。天生的遗传因素是没有办法改变的，因为每个人的基因都不一样，每个人的卵泡质量好坏也就不同。而在后天因素中卵泡的质量主要与年龄有关，年龄越大卵泡的质量越差。这也是影响"试管婴儿"成功率的重要原因之一。

另外，有些患者在促排卵过程中忘记用药或者部分患者卵巢过度刺激风险过高，停用促排卵药物或者减少了促排卵药物用量，也会增加空卵泡的风险。

不过，这些情况的发生也不是完全不能预测的。比如在促排卵过程中发现卵泡的张力差、回声不好、雌激素水平过低等，可能会提示卵泡质量差。

（5）取卵手术因素

取卵手术是一个操作过程，每个生殖科医生都是经过专业培训的，所以不用在这一点上存在疑虑。

在取卵过程中也存在一些特殊情况，卵巢位置过高，血管位置严重影响取卵手术，过于肥胖或肠气过多等情况会导致超声下卵泡显影不清楚。医生可能会根据具体情况在评估风险后，放弃穿刺一些卵泡。毕竟不能为了多取一两个卵子而冒生命危险。因此在很多情况下患者要充分地理解医生。

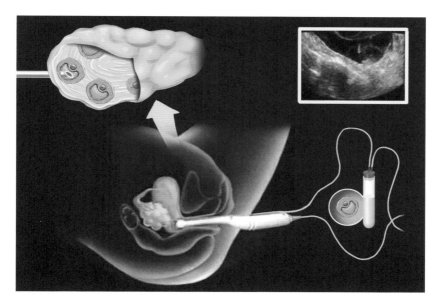

超声引导下取卵示意图

12. 为什么试管婴儿胚胎会着床失败？

胚胎着床是指胚泡成功植入子宫内膜功能层。在试管婴儿治疗过程中，将发育正常的胚胎移植入宫腔，但这不能保证胚胎着床一次成功，其原因可归纳如下：

（1）子宫内膜容受性下降

宫腔环境异常：如宫腔先天发育异常（子宫纵隔等）、子宫内膜息肉、子宫内膜炎、子宫内膜结核、宫腔粘连、子宫黏膜下肌瘤、宫腔积水等。

子宫内膜条件差：不当的宫腔操作史或清宫术，造成子宫内膜损伤，损坏子宫内膜基底层，使子宫内膜功能层过薄，血供不足，容受性下降。

自身免疫疾病或易栓体质。

（2）胚胎自身问题

胚胎染色体异常：患者高龄，患者染色体异常，如染色体平衡易位、罗氏易位、倒位、插入、缺失和重复，或接触可致胚胎染色体异常的物质等。

胚胎发育异常：如透明带异常，胚胎无法正常孵出，或不明原因所致的胚胎发育异常。

（3）黄体功能不全

卵巢排卵后会产生黄体，黄体分泌雌、孕激素，促使子宫内膜从增生期向分泌期转化，内膜与胚胎发育同步，进而易于胚胎着床。当黄体激素分泌不足，或黄体过早退化时，会导致子宫内膜发育延迟，内膜发育与胚胎发育不同步，可影响胚胎的着床。

（4）心理因素

有研究结果表明，心理压力大的患者，妊娠率明显下降。紧张、焦虑等情绪会造成内分泌紊乱，还会激活人体的应激系统，造成子宫收缩紊乱，使胚胎着床率降低，还可能使已着床的胚胎掉落。患者应放松心态，改善生活方式，适当进行有氧运动，多与家人、朋友、主治医生沟通，备孕期间保持舒畅的心情，避免胡思乱想，这些对胚胎的着床大有裨益。

13. 试管婴儿反复移植失败该怎么办？

反复移植失败是指患者大于等于两次的胚胎移植失败，或累积移植大于 10 枚优质胚胎仍未成功。反复移植失败在人类辅助生殖技术治疗中的发生率约为 10%。引起反复移植失败的因素有很多，包括配子和胚胎质量、宫腔环境、自身免疫状态等多方面，其中良好的胚胎质量和子宫内膜容受性是胚胎植入的主要前提。

不孕症对患者来说已经是噩梦一场，尝试过各种方法均无法成功怀孕的她们最终会走进生殖医学中心，寻求试管婴儿技术的帮助。随着该技术的日趋成熟，妊娠成功率可达 40% ～ 50%。但即使是最高端的生殖中心、最优秀的医生、最先进的技术、最高质量的胚胎，仍然有很多不成功的案例，很多患者移植 1 次不成，可以 2 次，2 次不成功，可以 3 次，3 次移植后大多患者都能成功。

医生会根据患者具体情况实行相对应的治疗，比如对于有不良孕史或高龄的患者，会建议患者进行第三代试管婴儿，通过进行胚胎植入前遗传学筛查筛选出染色体正常的胚胎移植，这样避免了一部分因染色体异常导致的胚胎不着床或后期发育停滞。而对于宫腔环境差，子宫内膜容受性差的患者，则通过对患者情况的具体分析，采取中西医结合，或联合宫腔镜等方法来改善患者内膜情况。还有许多反复移植失败的患者常会表现为抗磷脂综合征、易栓症等。应对此类疾病的患者进行抗凝治疗和免疫调节治疗，这些治疗方法目前已经得到国内外医学专家的共识。目前，已经有很多患者通过这些方案获得成功。另外，我们还要进行风湿免疫性疾病的排查，进行相应专科治疗。

14. 早孕见红是怎么回事？

孕期见红是阴道出血。早孕期阴道出血的原因很多，有生理性出血和病理性出血，比如宫外孕、葡萄胎、胎盘前置、感染等。

早孕阴道出血一般见于以下几种情况：

（1）生理性出血：即着床出血，为正常妊娠过程中的阴道出血症状，胚胎植入子宫内膜，有可能会破坏子宫内膜中的小血管，导致阴道少量出血。此种情况出血量少，且无其他不良症状。

（2）当绒毛膜下血肿：随着胚胎的发育，会在胚胎外围长出绒毛膜，有时绒毛膜与子宫壁有分离时，就会有出血现象。此种情况不会影响胚胎发育，通过休息和静养即可得到改善。

（3）胎盘前置：正常胚胎着床于子宫腔上方，当着床位置偏低，形成的胎盘位于宫颈口附近或覆盖宫颈内口时，易造成出血。

（4）宫颈问题：宫颈出血常因宫颈息肉、宫颈炎症或其他宫颈问题。

（5）宫外孕：胚胎着床于子宫腔以外的部位，如输卵管、卵巢，随着胚胎的发育，着床处的组织无法给胚胎提供足够的血供和营养，甚至发生输卵管破裂等情况，此时出血伴有腹痛或休克等。

（6）胚胎异常：胚胎染色体异常，患者夫妇双方染色体异常传给子代，或者胚胎发育过程中受感染或药物等影响所致的胚胎染色体异常，该情况为持续反复的阴道出血。

（7）黄体功能不全、甲状腺疾病：黄体功能不全，使雌、孕激素偏低，不足以维持妊娠的需要。内分泌紊乱也会导致阴道出血等先兆流产的症状。

（8）过度劳累、外伤、性生活剧烈，或吸烟饮酒等不良生活习惯等。

要注意观察以下几点：

（1）出血时间：着床导致的生理性出血一般持续 1 ~ 3 天，而其他原因所致的出血一般持续且反复；

（2）出血量：如出血量少，丝状褐色出血并发生在上次月经后30 天左右，一般为生理性出血；如果出血时间长且量多，甚至有东西掉出，则考虑其他情况，比如先兆流产等。

（3）出血的颜色：如果为褐色或者暗红色，则为陈旧性出血，若出血为鲜红色，则为新鲜出血，应加强警惕。

（4）伴随症状：是否有腹痛、腹部下坠感、头晕等症状，孕后腹部会伴有轻微不适，但不会腹痛，若出现阵发性逐渐增强的腹痛，要尽快就医。如出现出血伴附件区腹痛，甚至腹部下坠感、头晕等症状，要及时就医，排除宫外孕。

所以早孕见红不要紧张，也不要掉以轻心，积极配合诊断治疗。

15. 复发性流产患者查流产原因应该做哪些检查？

复发性流产一般指与同一配偶发生连续 2 次及 2 次以上的自然流产。

查找流产原因应该做的检查有：流产物的绒毛染色体、夫妻双方染色体、甲状腺功能，排卵后第 3 天及第 5 天的雌激素、孕激素和促黄体生成素，月经第 2 天基础激素水平、血糖水平、抗心磷脂抗体、狼疮抗凝因子、Th1/Th2、血小板聚集、β2 糖蛋白抗体、D-D 二聚体、同型半胱氨酸，TORCH、自然杀伤细胞和精子 DNA 完整性、超声、宫腔镜检查等。

16. 什么是多胎妊娠？移植后多胎妊娠有哪些危害？

多胎妊娠是指一次妊娠宫腔内同时有两个或两个以上胎儿。

很多孕妇对于多胎妊娠的危害并不了解，那么多胎妊娠的危害有哪些呢？

（1）多胎妊娠本身就是高危妊娠，胎儿畸形的发生率是单胎妊娠的 2 倍。

（2）母亲血中绒毛膜促性腺激素水平显著升高，早孕反应较重，持续时间较长。孕妇所承受的痛苦和危险要远远高于普通孕妇。

（3）由于多胎妊娠需要较大的供血量，尤其是对铁和叶酸的需求量增加，容易导致母亲出现缺铁性贫血。

（4）子宫增大的速度比一般孕妇快，孕妇过早出现各种压迫症状：如下肢水肿、呼吸困难和静脉曲张等。

（5）由于多胎妊娠的子宫张力增加，子宫胎盘血流量减少，从而导致血管痉挛，易并发妊娠期高血压疾病，其发病率比单胎妊娠的发病率高 3 倍，且发生较早，病情更重。

（6）多胎妊娠易伴发羊水过多、前置胎盘、胎盘早剥及胎膜早破、妊娠期肝内胆汁淤积症等一系列并发症。

（7）多胎妊娠也容易导致流产、早产，其中早产率高于正常产妇 30%。

（8）胎儿宫内生长受限、宫缩乏力、胎位异常、双胎输血综合征等。

17. 多胎妊娠该怎么办？

多胎妊娠的处理需根据个体情况判断。

（1）若为双胎妊娠，有单卵双胎和双卵双胎两种类型。

如果孕妇身材较矮小，可能难以承受双胎妊娠的并发症。①如果是双卵双胎，建议可酌情实施减胎术。②如果是单卵双胎，减胎术流产的风险增加，具体情况可与主管医生协商。

如果孕妇身材较高大，且没有高血压、心脏病、糖尿病等基础性疾病，可在医生的监测下继续双胎妊娠。

（2）若为三胎妊娠或三胎以上，建议酌情实施减胎术，以免造成流产等后果，得不偿失。

18. 生长激素对 IVF 患者有什么益处?

人卵母细胞中的功能线粒体数量随年龄增长而下降，外源性补充生长激素会显著提高功能性线粒体的数量，恢复卵母细胞活性，从而改善了卵母细胞质量。此外生长激素通过增加颗粒细胞数量、提高促性腺素受体表达等作用改善卵巢反应性，促进卵泡生长，还可能对改善反复移植失败患者的子宫内膜容受性有一定的益处。

澳大利亚的 Yovich 教授带领的临床研究团队研究发现，以下患者添加生长激素能改善卵巢的反应性:

(1) 所有 40 岁或以上的妇女。

(2) 前一 IVF 周期确认为预后不良的患者 (特别是对于胚胎评分较低的年轻患者)。

(3) < 10 mm 的卵泡 ≤ 4 个者。

(4) AMH < 5 pmol/L 的患者。

目前的临床应用中，生长激素的剂量、使用时机未达成共识，需要开展更多的研究使生长激素更好地应用于生殖领域。

同时我们也要注意生长激素慎用人群:

(1) 高血压。

(2) 子宫肌瘤。

(3) 卵巢肿瘤。

(4) 子宫内膜异位症。

19. 卵巢过度刺激高风险患者需要注意的事项有哪些？

卵巢过度刺激综合征（ovarian hyperstimulation syndrome），简称 OHSS，是辅助生殖治疗过程中的一种并发症。可分为早发型和迟发型。早发型是指：出现在使用人绒毛膜促性腺素诱发排卵 9 天内发生的 OHSS。此型主要是由于应用注射人绒毛膜促性腺素于超促排卵后的卵巢。

迟发型是指出现在使用人绒毛膜促性腺素诱发排卵 9 天后发生的 OHSS。此型 OHSS 主要由于妊娠后绒毛组织分泌的绒毛膜促性腺素作用于卵巢，迟发型常伴严重并发症。患者在取卵后可出现胃胀、腹胀、恶心、呕吐、腹泻等消化道症状；又因大量腹水或胸腔积液可出现胸闷、憋气，严重时出现呼吸困难；由于腹胀加重，患者进食水较少，可出现少尿，甚至是头晕、头痛、晕厥等症状。取卵后如卵泡过多则发生 OHSS 可能增高，OHSS 严重者可危及生命，因此这类患者建议新鲜周期冷冻胚胎不移植。对于 OHSS 风险较大的患者，除了调整促排卵方案之外，在取卵后可多饮运动饮料，避免甜食，不要吃利尿剂，补充蛋白质，比如牛奶、鸡蛋等，可以喝一些咸的冬瓜皮汤等；仅有胃胀或腹胀的患者可不予处理，不可剧烈活动也不可长期卧床；如腹胀较轻可在门诊随诊，必要时需住院进行治疗。

20．AMH 的临床意义有哪些？需要在月经第 2 ~ 3 天空腹抽血吗？

AMH 即抗米勒管激素，是由窦前、小窦卵泡的颗粒细胞分泌的一种二聚体糖蛋白。在女性中，AMH 的峰值出现在 18 岁，而后 AMH 随着年龄的增长而降低，近绝经期时，AMH 渐趋于 0。因此 AMH 常用于评价卵巢功能，预测促排效果。

AMH 的临床意义：

（1）评价卵巢储备功能。

（2）诊断多囊卵巢综合征（PCOS）。

（3）预测卵巢早衰（POF）。

（4）AMH 水平能够预测卵巢反应性，识别有卵巢过度刺激综合征风险的女性。

（5）对卵巢颗粒细胞瘤的复发有一定预测价值。

（6）预测绝经发生的年龄。

（7）性别发育异常的检测。

（8）相关自身免疫疾病辅助诊治。

AMH 不受月经周期、药物、激素治疗等影响，任何时间的浓度都一样。因此 AMH 任何时间都可以抽血检查，无需空腹。

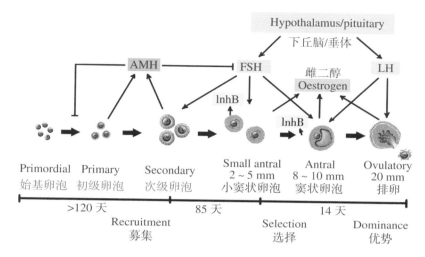

AMH 与卵泡发育的关系示意图

二

护 理 篇

1. 怀孕后胚胎还要继续保存吗？

由于孕期存在一定的风险，胚胎继续冷冻保存等于给母亲和孩子买了双重保险，且胚胎冷冻的温度在 −196℃，胚胎一旦被

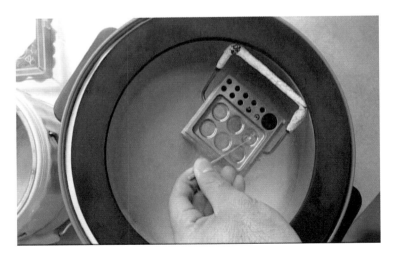

胚胎冻存

冷冻储存，则停止发育，可长期保存，只要符合国家计划生育政策，每对有冻胚的夫妇都可根据自己的情况选择合适的时间进行解冻移植。

2. 胚胎移植后需长期卧床吗？

胚胎移植以后不需要长期卧床，应避免长时间躺卧，在做试管婴儿治疗的过程中，由于激素水平的变化，血液的凝血功能会有所影响，正常起居，适当活动，如散步等，还可以防止静脉血栓形成，但是，胚胎移植以后应尽量避免剧烈运动、重体力劳动。

3. HCG 日打"夜针"时间应怎么安排？

在做试管婴儿的过程中，一般在 HCG 注射后 34 ～ 36 小时取卵，所以取卵时间是根据 HCG 注射时间来进行的，HCG 的注射很重要，它将促进卵子的最终成熟。取卵的手术通常放在上午来进行，因而，HCG 的注射常放在晚间，故而，HCG 注射被通俗地称作打"夜针"。为了统筹安排同一天的多台取卵手术，护士会统一安排好时间后及时通知到患者，同时还会交待取卵前的注意事项，注射当日遵医嘱注射即可。

4. 取完卵能洗澡吗?

由于取卵术是将一根细细的穿刺针通过穿刺架导入体内,细针穿过阴道黏膜进入卵巢,将卵巢内所有的卵泡抽吸干净,所以取卵术被视为有创手术,因此术后不能盆浴,可以淋浴,避免增加感染的风险。

5. 取卵后肚子疼、胀是怎么回事? 是否影响后面的移植?

因为穿刺取卵术是将一根细细的穿刺针经超声辅助引导经阴道后穹进入腹腔穿过卵巢表层,将卵巢内所有已促成熟的卵泡抽吸干净,取卵术被视为有创手术,对身体来说毕竟是一种刺激,由于取完卵后卵泡表面的颗粒细胞还存在,会继续分泌,小卵泡还会增大,所以有的人会觉得肚子有点胀或者疼。一般都可以考虑进行胚胎移植。但是如果出现腹水,腹胀明显,应该及时就诊,医生会根据患者的具体情况建议本周期是否进行胚胎移植。

6. 胚胎移植后用躺着吗?

移植后立即下地是没有问题的,但建议您卧床一会儿,同时也要求避免过度躺卧,防止血栓形成。

7. 做试管婴儿需要多长时间？

试管婴儿的一个新鲜周期包括一次治疗的所有步骤，也就是从准备做试管婴儿开始，前期检查阶段、促排卵、取卵移植，直到胚胎移植 14 天左右验血或验尿，确认是否妊娠。这是一个完整的治疗周期。试管婴儿前期检查正常为 1 ～ 2 个月，期间去医院的次数不会太频繁，不需要请长假。从促排开始就要经常去医院做 B 超监测卵泡，取卵移植再需要半月左右时间。医生会根据您的状况制订个体化治疗方案。当然，由于方案不同，所以时间长短不定。短方案大概需要 20 天，长方案则需要 40 天左右。

8. 人工授精和试管婴儿有什么区别？

人工授精（又称为宫腔内人工授精）和"试管婴儿"是进行人类辅助生殖的不同手段。人工授精技术门槛和要求相对比较低，费用当然相对低一些，患者负担得起，比较容易接受。宫腔内人工授精（IUI）又分为夫精人工授精和供精人工授精。具体步骤：夫妻双方检查，确诊，精液经洗涤处理，优选优质的精子，在女方排卵期内通过移植导管将精液注入宫腔内。男方因素：①男性因少精、弱精、液化异常、性功能障碍、生殖器畸形等男性原因引起的不育症。②女性因素：宫颈黏液分泌异常、生殖道畸形及心理因素导致性交不能等原因引起的不孕症。③免疫性不育。④不明原因不育。

"试管婴儿（体外受精-胚胎移植，IVF-ET）"就是人类辅助生殖技术中的体外受精—胚胎移植技术。它的技术含量更高，对实验室要求也更高，费用自然比人工授精高得多。试管婴儿顾名思义就是指将从母体取出的卵子进行简单处理后并与丈夫的精子在体外共同培养，使受精卵在体外受精并发育成前期胚胎，然后移植回母体子宫内，经持续妊娠后成功分娩婴儿。试管婴儿的主要适应证为：①女性的输卵管梗阻引起的不孕患者；②不明原因不孕的患者，通过 IUI 等治疗未能妊娠者；③男方问题的重度少弱精，或男方无精症，需经睾丸或附睾穿刺获取精子者；④子宫内膜异位症伴不孕的妇女可以酌情采用 IVF 助孕；⑤排卵障碍的患者。

9. 超声下盆腔显影与输卵管造影有何不同？

两种检查都是将造影管沿着宫腔方向置入宫颈管内，固定导管，缓慢地推注造影剂，在超声引导下观察造影剂流经输卵管及宫腔的情况，盆腔显影由于注入宫腔的是 0.9% NaCl，更易被人体吸收，所以当月并不影响怀孕，而传统的输卵管造影术注入宫腔的是碘油制剂，短时间内经 2～3 次的 X 线拍摄，为了减轻以及消除碘剂及 X 线对胚胎的影响，一般建议造影术后 3 个月再怀孕。

10. 盆腔显影术应在什么时间进行检查？

对于月经规律的患者最好在月经干净 3～5 天内检查，如果月经周期紊乱，则在宫腔内膜不超过 8 mm 时进行，且当月无性生活，确定未妊娠时方可进行。

11. 做盆腔显影术疼吗？术后需要休息几天？

每个人对疼痛的感觉与耐受不同，此手术没有明显的刺痛感，但会有内脏牵拉似的不适感，类似痛经，大部分患者都可耐受。手术完成后，不适感即可缓解，仅有少数患者的不适感会持续至术后 1 ～ 2 小时，甚至更长时间。盆腔显影检查是在 B 超引导下对输卵管进行的检查，术后正常活动，上班，休息均可，具体的看个人情况而定。

12. 盆腔显影术后有哪些注意事项？

患者术后抗感染药物的应用一定要遵医嘱，部分患者会有 2 ～ 3 天的出血，但一般不超过月经量均属正常现象，术后可以淋浴，但不可盆浴、泡温泉、游泳，出血期间不可同房，但患者当月可以怀孕。建议患者可在术后 3 ～ 6 个月尽快怀孕。

13. 人工授精术后注意事项有哪些？

患者术后遵医嘱服药，保持心情舒畅，尽量做到最佳放松状态。术后饮食以平时喜好为主，少食生冷辛辣、刺激性强的食物。

术后第 14 天可验孕，若确认妊娠，请到医院复诊。

14. 睾丸穿刺术前、术后注意事项有哪些？

睾丸穿刺是目前针对无精子症或者无法手淫取精患者常用的取精方法之一，术前无须做特殊准备，但要精神放松，不要过分紧张。术前 2 ~ 3 天不要有性生活和其他的排精活动。术后观察阴囊有无明显肿大、出血及疼痛情况；冷敷睾丸穿刺处以预防皮下血肿，疼痛剧烈者遵医嘱使用止疼药物。穿刺术 1 天后可以淋浴；遵医嘱口服抗生素；保持外阴清洁，防止感染，术后 1 周内避免性生活。

15. 精液检查取精有哪些注意事项？

精液检查不同于血液检查，对标本的准备，保存等均会影响检测报告的准确性，因此精液检查应注意以下几点：

（1）精液检查前需禁欲，禁欲时间为 2 ~ 7 天。

（2）用手淫方法采集。

（3）标本在 30 分钟内送检。

（4）标本注意保温。

（5）用广口玻璃瓶或生物相容的塑料瓶收集精液。

（6）不能用普通的避孕套。

（7）短期内进行 3 次精液常规检查才能客观评价。

16. 女方取卵日，男方取精注意事项有哪些？

女方进入周期后要求男方保持良好生活习惯，避免熬夜、喝酒等。男方取精前沐浴、更衣，如取精困难请提前与男科医生联系，以免影响当日手术结果。取精前洗手，取精杯中不能混入其他东西。如衣服纤维、身体皮屑等，避免精液受到污染。通常情况下取卵前三天或者 HCG 日当天排精一次。但对于高龄男性或者平素性欲低下等特殊情况的患者建议提前与男科医生沟通。

17. 取卵术前注意事项有哪些？

患者严格按照护士交待的时间打夜针，如打夜针时间与交代的夜针时间有出入请及时告知手术室人员及接诊医生。有的中心会在夜针日安排一次实验室宣教，请务必参加。男方若 3 ~ 7 天内未排精，需排精一次，但不可同房方式排精。取精困难者提前告知医务人员。患者在取卵当天不要化妆、涂指甲油、不要用芳香酚类化妆品如香水等。建议早餐吃易消化的食物，避免蛋白质类食物（如豆浆、牛奶、鸡蛋）。取卵日双方带齐证件按要求的时间到医院，听候医务人员的安排进行术前准备。特别提醒患者请勿迟到，以免影响正常取卵。

18. 取卵术后注意事项有哪些?

有的生殖中心取卵术后不需要住院,患者术后不能马上离开医院,需在休息室休息 1 ～ 2 小时,由医务人员观察患者的生命体征(血压、脉搏、呼吸、血氧饱和度等指标),再次行超声检查盆腔是否有活动性出血等。无异常情况后,由主管医生同意后方可离院。同时医务人员会与患者确认复诊时间。取卵后的用药请严格遵医嘱执行,一般会用药 3 ～ 5 天,在这个过程中如发生腹胀、腹痛及尿量减少、阴道出血量较多时请及时复诊。术后饮食上应注意多吃易消化、富含优质蛋白质,富含多种维生素、微量元素的食物,忌食生冷、辛辣、刺激性强的食物;以免增加消化道的负担。卵泡较多的患者请注意尿量,每日尿量保持在 2000 ml 左右,避免大幅度运动,如尿量减少可多饮用冬瓜皮汤、运动型饮料及淡盐水等,如有不适及时就诊。

19. 胚胎移植术前注意事项有哪些?

患者在胚胎移植前应放松心态,保持愉快的心情,避免过度精神紧张,许多中心的移植是在超声引导下进行的,当日的早餐避免食用易胀气食物如牛奶、豆浆、鸡蛋等,以免影响超声图像的清晰度。患者在移植前应与主管医生沟通移植几个胚胎,移植当天夫妻双方应带齐所需的证件按要求的时间到达医院,移植前患者需少量憋尿，如果患者感到轻微腹胀，则可不用憋尿。患者如在移植前感到身体不适，如感冒、发热、腹胀、腹痛等，需与医生评估后再决定是否移植。

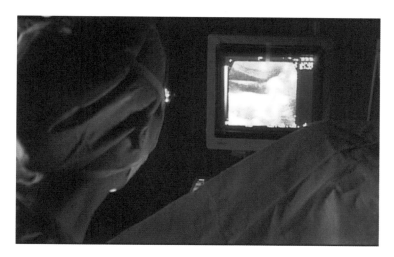

进行胚胎移植手术

20. 移植术后注意事项有哪些？

大多数的生殖中心不设住院部，患者移植后稍事休息，备好术后的药物即可回家，回家后保持日常的生活节奏，积极调整心态，尽量做到最佳放松状态，可做一些适当的运动，如散步等，不做剧烈运动；避免大幅度的弯腰动作，比如：半躺在沙发上看电视等；避免热敷腹部；饮食以平时喜好为主，少吃生冷、辛辣的食物，保护胃肠功能；移植后严格遵医嘱用药，如有疑问及时与医务人员联系；移植后 12 ～ 14 天验血或尿 HCG，明确是否妊娠。

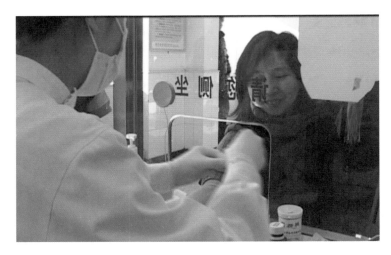

抽血做化验

21. 辅助生殖患者长期肌内注射药物后的注意事项有哪些？

辅助生殖患者促排卵和术后的黄体支持常需要注射药物，因此尽量更换注射部位，避免注射部位形成硬结、红肿，影响药物吸收。如果出现硬结、红肿后可用热毛巾或者硫酸镁、芙蓉膏等湿敷。如果有肿胀或疼痛等不良反应则应咨询医生做相应处理。

22. 自行注射药后医疗废弃物处理注意事项有哪些？

通常来说建议患者尽量到正规的医院及诊所注射药品，以免因自身注射的不专业性而影响药物吸收。但是如果患者为节省时间，要求自行注射药物，那么请将用完后的注射器，针头等物品交给医务人员集中处理，以免造成环境污染。

23. 误注射或者忘记注射该如何处理？

无论是误注射还是忘记注射都请及时与医务人员联系，便于医务人员及时采取补救措施，以免因"误注"或"忘记"而导致周期失败。

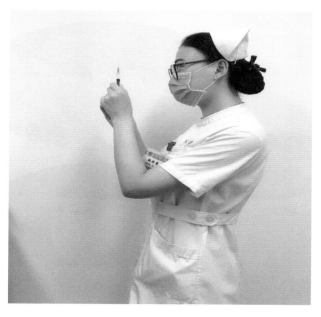

准备注射液

24. 做试管婴儿者在饮食方面有哪些注意事项？

患者在 IVF 治疗过程中可适当增加富含蛋白质及维生素类食

物，补充叶酸，不需特别进补。胚胎移植后几天内，有的患者会出现腹胀、恶心、食欲减退等症状，这时应按"少食多餐"的原则，避免辛辣、生冷、煎炸、油腻食物，避免腹泻；某些补气血的中药进补，需在专业医生的指导下进行。同时避免摄入含糖量和脂肪含量过高的食物，多吃蔬菜和水果。对于不喜欢蔬菜和水果的人，每周至少也应吃几次青菜和颜色较深的蔬菜，如甘蓝、胡萝卜、莴笋，颜色较深的食物一般维生素含量比较丰富。

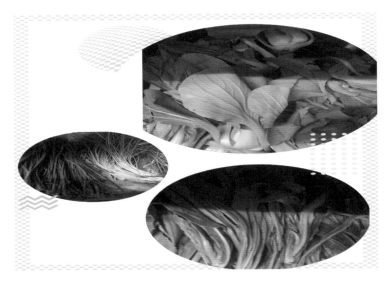

多吃绿叶蔬菜

25. 哪些情况下需要将胚胎冻存？

（1）超促排卵周期胚胎移植后有剩余胚胎需要保存。

（2）超促排卵周期发生了严重的卵巢过度刺激综合征（OHSS）。

（3）超促排卵周期进行胚胎移植时，突然患有传染病或严重疾病以及其他特殊原因导致本周期无法移植新鲜胚胎时，需要冻存胚胎待以后移植。

（4）卵巢功能低下或者卵巢低反应，每次取卵数特别少，需要连续取卵"攒胚胎"的。

26. 备孕期间，如何补充维生素与微量元素？

夫妻良好的营养状况是备孕的前提，因此备孕前 3 个月，男女双方须每日补充适量叶酸、钙、锌等，补充钙可多吃奶制品及豆类、坚果类、鱼类等。补充锌可多吃海产品、动物内脏等。

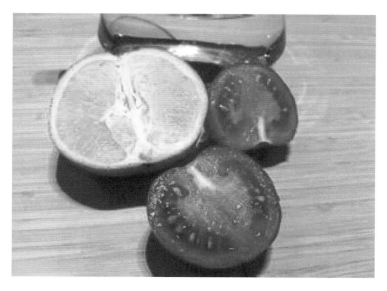

多吃富含维生素的水果

27. 做试管婴儿期间可以运动吗？

当然可以，适量的运动能调动身体的各部分功能，适当的伸展运动如瑜伽、慢跑等，能增加怀孕概率。但进入促排卵期间，由于卵巢体积增大，就要避免激烈活动，防止卵巢扭转并发症的发生。

28. 移植后长时间的平卧能增加受孕概率吗？

移植后长期平卧能增加受孕概率这是没有任何科学依据的，移植进入宫腔的胚胎或者囊胚，会遵循自己的生命轨迹向前运动，

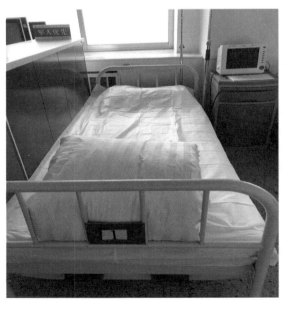

移植后短暂地卧床休息

并在适合自己的地方生根发芽，长时间的平卧会增加妈妈的焦虑情绪，造成肌肉紧张，从而使盆腔血流不畅，反而不利于受精卵的着床。

29. 多胎妊娠的危险有哪些？

对于胎儿而言，随胎数增加，围生儿病死率及发病率也明显增加，即使多个早产儿存活，其体格和智能素质也可能受到不利影响。有报道显示，三胎妊娠自然流产率和严重早产（胎儿不易存活）发生率在 50% 以上，新生儿由于早产造成听力障碍等发生率明显增高，对于孕产妇而言，在妊娠和分娩时易出现多种并发症，严重威胁母婴安全，孕妇孕期并发高血压、发生产后出血等疾病发生率明显增高。为了减少多胎妊娠对母婴的危害，实施多胎妊娠选择性减胎术非常必要，我国辅助生殖技术办法中要求三胎及以上妊娠需行减胎术。

30. 多胎妊娠的减胎术在何时进行？

B 超引导下孕囊穿刺减胎术减胎的时间最好在妊娠 7 ~ 8 周（即移植后的 32 ~ 39 天），一般 6 ~ 11 周可经阴道减胎，11 周以上可经腹部减胎。孕妇可根据孕囊数和希望保留的胎数进行减胎．对于身材矮小、年龄偏大、子宫畸形、子宫肌瘤或腺肌瘤、流产史者，建议仅保留一胎会更安全。

31. 指导同房的夫妻在排卵后为什么要用药？

通常情况下，不孕症的女性在排卵后医生会酌情开具雌激素或者孕激素，此时用药的目的主要是为了提供黄体支持。以希望改善子宫内膜的条件，有利于胚胎着床，妊娠过程安全顺利进行，为更好地保胎做基础。对于本身就患有黄体功能不全的患者，不给予黄体支持，流产的风险会增加。

32. 女性不孕不育相关检查的时间节点一般有哪些？

如果女性不孕不育患者的月经规律的话，其相关检查的时间节点一般有：

（1）基础内分泌检查：月经第 2 ～ 5 天。

（2）超声监测排卵：月经第 8 ～ 10 天起。

（3）输卵管检查：月经干净 3 ～ 7 天（禁性生活）。

（4）查看是否怀孕：人工授精后 14 天或者试管胚胎移植后 10 ～ 12 天验 HCG。

33. 试管婴儿患者术前检查项目有哪些？

大部分生殖中心的检查项目基本相同，个别有一些特殊要求。一般而言，女方检查项目包括：免疫三项、乙肝五项、凝血三项、生化全套、甲功七项、支原体、衣原体、淋球菌、血常规、尿常规、血型 RH、红细胞沉降率、结核三项、心电图、性激素七项、妇科 B 超、TCT、TORCHHPV、染色体、结核杆菌 γ 干扰素释放试验（TB-IGRA）、腹部脏器超声、甲状腺超声、乳腺超声。男方的检查项目包括：淋球菌、免疫三项、乙肝五项、生化全套、血型、精液常规、支原体、衣原体。需要注意的是男方精液检查禁欲 3～7 天，女方基础内分泌于月经周期第 2～5 天抽血。

34. 影响女性生育能力的不良生活方式有哪些？

通常情况下，女性饮酒、吸烟、摄入高剂量的咖啡因等对生育力有不利的影响。除此之外，体重过轻、过重或肥胖；长期使用依赖性药物；长期暴露于高热环境；接触毒性物质；生活不规律，长期疲劳、精神压力大、情绪波动大等都对女性的生育不利。

35. "试管婴儿" 治疗周期中的步骤有哪些？

国内的生殖中心 "试管婴儿" 整个流程大致分为五个步骤：① 制订方案：大致有长方案、短方案、拮抗剂方案、微刺激方案等，大多数需用药物促排卵，使多个卵泡同时生长发育，给予 HCG 促进卵子最终成熟。②取卵和取精：给予 HCG 后 34～36 小时，经阴道用取卵针采集卵子，丈夫同时取精。③实验室受精和胚胎培养，将卵子和精子放置实验室的培养皿中完成受精并进行培养。④

胚胎移植：可移植胚胎放入子宫腔内。⑤黄体支持和等待：移植后即可进行黄体支持治疗，耐心等待 14 天左右进行妊娠测试，如结果为阳性，持续黄体支持治疗至 10 ～ 12 周。

36．IVF 治疗前需要做哪些准备？

每对要做"试管"的夫妇都应有充分的心理准备：目前试管婴儿助孕的成功率无法达到 100%，费用较高，存在失败的风险，试管婴儿整个过程需要 2 ～ 3 个月甚至更长时间，有必要提前安排好工作与治疗的时间，女方更要保证复诊时间，夫妻双方都要保持良好放松的心态，选择健康的生活方式，不大量饮酒和吸烟，不摄入高剂量的咖啡因，保持健康的体重，避免长期使用依赖性药物，避免长期暴露于高热环境，避免接触毒性物质等，避免长期处于疲劳、精神压力大情绪波动大的状态，饮食多样化，保证均衡营养，如有其他疾病的用药要与专科医生讨论后，遵医嘱用药。

37．为什么每个人的促排卵方案都不尽相同？

医生根据患者的各项检查指标及卵巢储备功能的评估来选择治疗方案和调整药品剂量，从而制订适合患者自身的最佳治疗方案。因此需要患者配合进行相应的检查，以便医生了解患者的情况，做到个体化治疗。同时在促排卵的过程中，根据卵泡发育、血激素水平对药物剂量及时调整。

38. B 超检查的一般时间和注意事项是什么？

（1）监测自然周期排卵：月经规律者一般在周期第 8 ～ 10 天来院监测，月经周期延长者适当后延或遵医嘱。

（2）体外受精—胚胎移植治疗中的 B 超：制订用药方案常在月经第 2 ～ 3 天做阴道 B 超，具体时间应遵医嘱。

（3）阴道 B 超注意事项：阴道 B 超前排空小便，不要在空腹状态，不要吃产气的食物，例如：鸡蛋、牛奶、豆浆。

39. 促排卵期间有何注意事项？

女方：严格遵循医嘱；促排卵一般需要 8 ～ 15 天，用药后偶有发热、恶心及下腹部不适等，这些均属正常现象，注射用药时注意更换注射部位，以免影响药物吸收；B 超监测不需空腹，提前排空大小便；建档时请留下准确的、可以联系到您的电话并在整个治疗过程中保持通讯畅通，以免影响治疗。避免过度劳累；避免大幅度运动，以免发生卵巢扭转；不吸烟不饮酒，少去公共场所；避开各种辐射；男方：遵医嘱适时排精，为女方取卵日的取精做好准备。建议男方从三个月前开始建立健康的生活方式，正常饮食、睡眠充足、避免熬夜；禁吸烟、酗酒；避免长期暴露于高温环境中如桑拿浴、温泉浴；取精困难或死精症患者，请提前告知医生。

40. 怎样知道自己有腹水了？

如果您感觉腹部发胀，尿量有所减少，那有可能就是出现轻微腹水了，这是 IVF 治疗过程中最常见的合并症。如果没有并发恶心、呕吐或腹泻，一般不需要接受特殊治疗。如腹部胀得厉害，影响进食、大小便（如尿量明显减少），必须及时就诊，必要时需去急诊。腹水主要是多卵泡发育、雌激素过高、诱发卵巢过度刺激而造成的。饮食注意多进食高蛋白，补充电解质饮料，避免甜食。

41. 促排卵药物需要每天固定时间注射吗？能去外院注射吗？

促排药物需每天注射，建议每天相对固定时间注射或注射时间差不大于 2 小时。部分患者居住地点离医院较远，可以选择在离家或单位近的其他医疗机构进行注射。

42. 注射 HCG 日的注意事项有哪些？

（1）遵医嘱按时、按剂量注射。

（2）取到 HCG 针后按照药物说明书要求保存（特别注意温度）。

（3）如果发生忘记注射 HCG 的情况请尽快与主管医生联系，

采取补救措施。

43. 体外受精 – 胚胎移植失败的患者如何进行自我疏导？

（1）减轻压力：运动或参加一些集体活动，减轻压力。

（2）外出旅游：放松心情，给自己一场旅行。

（3）采取可重获自信的方法：积极参加治疗或广泛阅读不孕方面的资料，并与医生讨论，决定治疗方案。

（4）家人的陪伴与支持非常重要：失败后的女方往往承受巨大的压力，这期间男方和其他家庭成员一定要积极地鼓励女方，帮其重新建立信心。

（5）寻求专业心理咨询师的帮助：有生殖医学背景的心理咨询师能更好地帮助移植失败患者应对一次或多次失败造成的创伤、危机、丧失以及成长问题。

44. 精神紧张会影响怀孕吗？

精神紧张时，机体会发生应激反应，影响正常月经的调节，导致内分泌紊乱，排卵障碍和不孕。研究表明，进行不孕症的治疗时，保持愉悦放松的心情、生活规律、健康饮食，可以提高治疗后的妊娠率。

三

男 科 篇

1. 高龄男性还有生育能力吗？

随着二胎政策的放开，许多家庭萌生了生育二胎的想法，而此时年龄偏大对男性生育力及男性精液参数是否会有不利的影响成了大家顾虑的问题。有人认为，男人无论多大年龄都可以生育，中国文学著作中也常见到古稀之年老来得子的故事。到底高龄是否对男性的生育力具有影响呢？有研究显示精液质量在 30 ~ 35 岁的时候达到最好，而精液质量在 55 岁之后最差。其中，25 岁之前前向运动精子比例最高。55 岁男性与 30 ~ 35 岁的时候相比前向运动精子的数量下降 54%。此外，美国劳伦斯 - 利弗莫尔国家实验室（LLNL）和加州大学的研究者还发现随着男性年龄的增加，精子遗传学缺陷增加，可能会导致生育力下降并增加流产的概率。男性年龄因素是否会影响 IVF 的成功率呢？另外一项来自以色列里雄莱锡安 Assuta 医疗中心研究显示男性年龄与 IVF 成功率之间具有关联，40 岁之前男性年龄对 IVF 结局没有影响，而 40 岁之后，可能会导致 IVF 成功率降低。由此可见，无论男性还是女性都需要考虑最佳的生育年龄。

2. 高龄男性更应注意生殖健康能力？

随着年龄的增大，身体各器官的功能都会逐渐下降。生殖系统的功能也会如此，高龄男人应该如何关注自身的生殖健康呢？首先，高龄男性应该更加关注自身的生殖健康，随着男性年龄的增加，生殖系统疾病的发生率会有所增加，例如精索静脉曲张、睾丸病变、阴茎疾病等，早发现早治疗，避免延误诊治。其次应该具有良好的生活方式。有研究调查了 5990 名 40 岁以上男性的生殖健康现状，其观察指标包括年龄、体重指数、腰围、抽烟、喝酒、体育锻炼、伴随疾病如高血压、高血脂、抑郁症状以及所使用的药物等变量，结果显示久坐的生活方式和体重过轻分别与阴茎勃起功能障碍（ED）和睾酮缺乏症状相关。糖尿病和高血压均与 ED 相关，同时高血压与下尿路症状（LUTS）和睾酮缺乏症状相关。抽烟和抑郁症状是与前列腺疾病相关的独立影响因素。由此可见，随着年龄的增加，更应该避免不利的生活方式，保持良好的心态，积极面对性和生殖健康相关的问题。

3. 男方年龄影响体外受精－胚胎移植的成功率吗？

随着男方年龄增加，出现了性功能减退，精液质量变差的情况，为了尽快解决生育问题，许多男性希望借助试管婴儿技术来完成，认为只要有几个好的精子就足够了，剩下的事情交给女方就行了。男方年龄会不会影响试管婴儿的成功率呢？我们知道，随着女方年龄的增加，自然生育能力下降，高龄女性卵子的非整倍体性增高，怀孕后的流产率增加。同样的高龄女性行辅助生殖助孕，其成功率是下降的。过去认为，男性的生育力很强，有很多老来得子的生动案例。但是，随着对生殖研究的深入，发现男性年龄同样会影响试管婴儿的成功率。

首先，随着男性年龄的增加，精液量减少，每次射精排出的精子数量下降。可使用的精子数量会影响到体外受精时受精方式的选择，如果精子数量少到一定程度，就需要考虑采用卵母细胞质内单精子注射技术让卵子受精了。其次，高龄男性的雄激素水平会发生下降。雄激素水平的下降往往影响男性的性欲和勃起功能，更有在内分泌的层面上影响精子的质量。再次，高龄男性往往会伴有一些基础性的疾病，例如糖尿病、高血压、高血脂等，这些疾病以及使用的药物也会影响精液的质量。近年来，已经有明确的研究表明，高龄男性精液中精子 DNA 断裂水平明显高于低年龄组。精子 DNA 断裂指数越高，受精后胚胎发育会越差，优质胚胎率下降，怀孕后流产的风险增加。

　　所以，在男方年龄偏大的夫妇做辅助生殖助孕的时候，男方一定要积极避免影响精液质量的不良因素，必要的时候给予一些抗氧化损伤的营养素或药物改善精液质量，为卵子提供一个优质的伴侣，才能达到提高怀孕率的目的。

4. "积攒" 精液能增加一击命中的机会么?

　　有患者因不育症就诊，在询问病史的时候她说，丈夫非常渴望能尽早怀孕生子，担心性生活太频繁会使精子减少，每个月只在排卵期才同房，希望"积攒"足够的精子能"集中优势兵力"一战成功，可1年多了仍没有动静。男人长时间节制性生活可以增加生育机会吗？这种朴素的想法可以理解，但应该坚决纠正。事实上，睾丸像生产车间一样，每时每刻都在产生精子，从睾丸产生的精子将源源不断地输送到附睾贮存起来，如果长时间不同房，精液不能规律地排出到体外，在生殖道内的精子将不断地衰老死亡，即使侥幸存活下来的精子也已经严重地老化，所以长时间不同房即便是一次性生活排出精子的数量有所增加，但精子的功能大打折扣了，这样的精子很难俘获卵子。此外，在体力强健的年龄段，长时间的禁欲反而对性健康造成不利的影响，增加罹患前列腺炎等泌尿生殖系统疾病的风险。因此该想法是不可取的。有观察发现性生活比较活跃的人更容易使女方受孕。

5. 想再生一个宝宝，性生活缺少动力怎么办？

二胎政策放开以后，很多年龄偏大的夫妇希望抓住机会再要一个"二宝"，可这时候发现，精力不是那么充沛了，到了怀孕的关键时刻会有"掉链子"的情况。而且大夫建议在排卵的关键时期每天或隔天同房一次，过去很容易做到的事情，现在明显感觉体力不支了。

出现这样的状况，主要与性欲的减退和勃起功能的减退有关。通俗地讲，对性生活的渴望就是性欲。如果出现了性欲减退的问题，首先，要考虑的是有没有相关的内科疾病，例如高泌乳素血症、甲状腺功能减退、男性更年期等。其次，需要考虑是不是因为生育焦虑的问题。生育"大宝"的时候可能备孕几个月就怀上了，到想生育"二宝"的时候，连续几个月没能种上，自然不自然地会有内心焦虑的现象，尤其是一到排卵期的时候，想着又要去努力播种，反而失去了夫妻生活的乐趣。这些情绪都会导致性生活缺乏动力。如果这时候女方再有一些抱怨，男方会更受打击。再次，性欲减退是人到中年后的正常生理现象之一，正确认识，做好心理调节，在日常生活上保持良好的生活方式，多锻炼身体，也能够维持充分的性兴趣。

遇到这种情况的时候，建议每次性生活不要特意地想着是否能够怀孕，怀孕是性生活的结晶，一切随缘，放松心情，享受夫妻生活。这样反而更有利于怀孕。良好温馨的环境可以给人以内心愉悦的感受，在性生活的时候来一些花样，用一些技巧，多一些甜言蜜语，在和谐愉悦的环境中，不仅使生活充满情趣，更有利于性生活的质量。

6. 输精管绝育术后怎么再生育？

男性朋友因为种种原因，需要在结扎之后继续生育子女。这可行吗？我们知道输精管结扎术后，管道梗阻，产生的精子无法排出，达到了避孕的效果，要想恢复生育，需要进行输精管道复通手术（吻合术）。一般来说，输精管结扎术后时间越短，复通效果越好，如果时间拖得越久，吻合术的效果也就越差。所以做过输精管结扎的男性朋友如果要继续生育的话，一定要抓紧时间，尽早做吻合术，生育的成功率才能有所恢复。

随着男科显微外科的发展，输精管的吻合术基本都在显微镜下进行。以往肉眼下施行的输精管吻合术复通率低，已经基本不再采用了。显微输精管吻合术后精液中出现精子的时间，早则 1 个月，晚者可长达半年。术后出现精子是检验手术成功的指标，实际上更注重是否术后精液参数能够正常，且能够让女方自然怀孕。如果手术后一年，精液检查的时候仍然不能够发现精子，则考虑手术复通失败。

输精管复通失败一般不再考虑二次手术，随着辅助生殖技术的发展，利用微创穿刺技术从睾丸或者附睾中获取的精子用于 ICSI 治疗可获得良好的成功率，是输精管复通失败或不愿复通患者的较好选择。

7. 射不出来的精液去哪里了？

门诊上有时会遇到这样抱怨的患者，"每次同房的时候都射不出精液来，打算要孩子了可怎么办啊？"这种射不出来的精液去哪里了啊？怎么才能解决生育问题呢？要查找射不出来的精液去哪里了，首先要明确两个问题，那就是性生活的时候有没有射精的冲动感。如果是性生活存在高潮，有射精的冲动感，而精液没有从尿道口排出，这需要考虑逆行射精的问题，尤其是在高潮后尿液中发现精子，就可以明确诊断。另外一个情况就是，阴茎虽然能正常勃起和性交，但就是达不到性高潮和无法获得性快感，不能射出精液，这种情况考虑不射精症，也就是没有射精这个动作。

逆行射精最常见的是由于糖尿病性神经病变引起的在射精时神经协调差，膀胱颈无法及时关闭引起的，另外膀胱颈手术、腰骶部外伤导致的神经损伤也是常见的原因。不射精有先天性性腺发育异常或药物（抗精神病、抗抑郁、抗高血压及镇静药等）因素等引起。临床上常见的多数为精神因素引起的功能性不射精，如阴道内不射精，手淫可以射出精液。

对于逆行射精可以收集尿液内精子进行辅助生殖助孕，在留取尿液内精子时往往需要提前服用碳酸氢钠片来碱化尿液，尽量减少尿液对精子的损伤。对于性生活不射精但手淫可以射精的患者，选取妻子排卵期时，采用手淫的方式获得精子，行宫腔内人工授精治疗，如果精子的数量少或者活力差的，也可以行试管婴儿治疗。对于各种方法均不奏效的患者，可采用附睾或者睾丸取精的方法，收集精子行 ICSI 治疗。

8. 肿瘤放化疗后还能再要孩子吗？

随着年龄的增加，患各种类型肿瘤的风险也增加，同时肿瘤的发生也年轻化，肿瘤患者在放化疗术后还能要孩子么？研究发现，无论是放疗还是化疗都会对精子造成不利的影响，有些患者在进行放化疗后出现无精症或者重度的少弱精子症。而精子的恢复需要 2～3 年甚至更久的时间仍无法达到治疗前的水平。最近的动物实验研究发现，放射线和化疗药物导致精子干细胞受损并死亡，并认为这与其中的某些基因的突变有关。肿瘤患者经常关心的一个问题是肿瘤治疗后其后代是否存在出生缺陷的风险，虽然有研究显示，癌症患者放化疗术后精子的染色体非整倍体性增加，但大部分的数据显示其出生后代没有增加畸形和遗传疾病的风险，这可能与胚胎的自然选择和流产率增加有关。

实际上，精子的低温冷冻保存为肿瘤患者生育力的保险提供了一个良好的选择。在肿瘤治疗之前，将精子保存在液氮中，避免后续治疗对精子的影响，可有效规避放化疗的损伤，即便是治疗后精子生成无法恢复，也可将预先保存的精子用于生育治疗。

9. 已经生育过孩子为什么现在精液内没有精子了？

无精子症是指 3 次以上精液离心检查仍没有检测到精子。如果在常规检查没有发现精子，但将精液标本离心后还能找到少许精子则称隐匿精子症。无精子症是男性不育的原因之一。为什么有些患者曾经有过健康的子女，而再想生育的时候发现精液内无精子了呢？我们知道睾丸是精子产生的场所，睾丸内产生的精子贮存在附睾中，射精的时候附睾中的精子经过输精管、射精管、尿道排出体外。如果精液中没有发现精子，则从精子的生产环节到输精管道任何一个环节出现问题都会导致精液中没有精子。临床上曾经生育过子女的"无精子症"患者中最常见的是梗阻性无精子症，即输精管道不通了。这通常与泌尿生殖道的感染有关，尤其是在感染后未能及时治疗，感染逆行至附睾引起附睾部位的梗阻。此外附睾的结核会引起附睾和输精管的病变，引起无精子症。另外一种特殊的情况是 Y 染色体上特殊基因的微缺失，这些基因具有指挥睾丸精子生成的作用，且随着年龄的增加，基因微缺失带来的不利影响会逐渐增加，虽然年轻的时候可以产生精子，并正常生育，但年龄增大后精子的生成能力逐渐变差，直至没有精子生成。

10. 为什么每次精液检查结果都不一样？

精液常规分析是评价男性生育能力的最基础的检查项目，操作十分简单，对临床医生判断病情有较高的参考价值。不育患者在反复接受精液检查时常会对检查结果进行比较，以判断其治疗效果，如果检查结果不一样，患者就会十分困惑，这是为什么呢？实际上，精液变化的原因主要是采精方法和精液分析方法的误差，主要包括：

（1）排精的时间间隔

有些患者采精间隔或禁欲时间不一样，而精液化验前的禁欲天数对精液质量是有影响的，尤其是对精子的浓度影响较大。排精间隔时间越短，精子浓度越小；而排精间隔时间越长，精子浓度的增加不一定显著，但精子的活动力会下降。故一般建议在接受检查前的 3 ~ 7 天要禁欲。

（2）取精地点

一些精液的特性是要在排出精液后立即进行观察的，所以，理想的取精地点应该在实验室附近，以便"现采现验"。有些患者不习惯更改性活动地点，就选择在自己的家里或者旅馆，这样就不能保证尽快送检，精液在运送过程中也难免溢出，环境温度过高或过低都可能对检查结果有影响。

（3）取精方法

最理想的取精方法是手淫法，并将一次排出的全部精液都送检，不应有所遗漏。有些不育患者不会手淫，只能采用其他的方法获取精液，例如性交中断法或使用避孕套。但是这两种方法都有缺陷，前者不容易收集到全部的精液，且容易受到女性阴道分泌物的污染而影响检验结果；后者可由于未经处理的避孕套内含有的杀精子药而影响检查结果，而且避孕套内也容易残留部分精液。

（4）实验室的差别

不同实验室，不同的实验员检验同一份精液也会有明显差别。有人将同一份精液分成许多份，分别送到多个实验室，由不同的实验员检验，检查结果并不一致。

此外，人体的精液生成也有明显的生理性波动，所以精液化验结果不一样也在情理之中。一般临床要求初次就诊的患者应该连续进行 2 ～ 3 次的精液分析，间隔 1 ～ 2 周，才能保证化验结果的准确性。一般在排除了上述的影响因素外，在同一个实验室，由同一个实验员进行的连续 2 ～ 3 次精液分析，基本上可以反映精液的真实情况。如果此时仍然有持续明显的变化，就应该考虑是否是某些治疗措施改善了精液的质量，或者是其他一些不利因素损害了精液，使其质量下降。

11. 睾丸显微取精——非梗阻性无精子症患者生育的希望

一些患者在一次精液检查后发现精液内没有精子，都会十分沮丧。那么是不是我们一次精液检查当中没有精子就没有希望要孩子了呢？我们要询问病人的一些基本情况看是否是因为取精的方式不对导致的精液内没有精子，然后要求病人间隔几日再复查精液来确定是否真的是精液中没有精子。如果反复 3 次以上的精液检查都未见精子才可以初步断定精液中没有精子。在初步排除了患者输精管道的梗阻以后，考虑患者可能是由于各种原因导致的精子生成障碍的非梗阻性无精子症。所谓的非梗阻性无精子症指的是原发于睾丸的生精功能障碍，也就是睾丸不产生精子。临床上常见的疾病有：克氏（Klinefelter）综合征、Y 染色体 AZF 区域的微缺失、先天性隐睾、睾丸外伤、腮腺炎性睾丸炎等。

　　睾丸穿刺取精行试管婴儿治疗是这部分患者的选择，但是穿刺获取精子有一定的概率，为了提高获取精子的概率，近年来一种新的方法逐渐应用到临床，即显微取精术。所谓显微取精术指的是将睾丸组织暴露在手术显微镜下观察，选取更有可能具有局灶性生精功能的生精小管进行活检，这样，获取精子的可能性进一步提高。根据文献报道，因病因不同，非梗阻性无精子症患者显微取精获取精子的比例为 30% ～ 70%。这为无精子症患者生育自己的孩子带来了更多一点的希望。

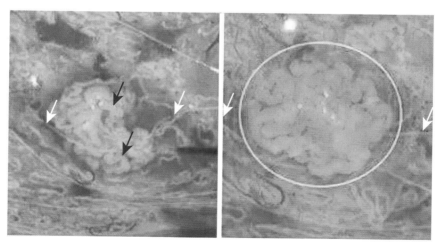

显微镜下可能有精子的生精小管（外观与周边略不同）

12. 为什么精液不液化？

在不孕不育门诊经常碰到患者问起："为什么我的精液液化时间长？精液不液化？""是不是不液化就不可能怀孕？"等问题。现在我给大家解释一下精液不液化的原因。在正常情况下，精液射出体外后，在精囊分泌的凝固酶作用下，呈现胶冻状，在体外10～30分钟后，在前列腺分泌的纤维蛋白溶解酶的作用下液化，变得较为稀薄，从胶冻状液化成水样液体，这个过程就是液化现象，属于正常生理现象。如精液排出体外30分钟后仍呈胶冻状，则属于病理情况，称为精液不液化。那到底是什么原因导致精液不液化呢？

首先最常见的就是泌尿系统感染，如前列腺炎、精囊炎等；一旦附属性腺发生了炎症，其分泌功能自然会受到影响，精液的凝固和液化就难以非常好地完成。其次有文献报道，微量元素的缺乏，如镁、锌等缺乏，也可导致精液不液化。一旦发生精液不液化的现象，精子将凝聚成团，精子的活动将受到限制，在女性阴道中的运动也明显受限，精子比较难从黏稠的精浆中游动出来，这将导致精子比较难以与卵子相遇，因此导致不孕。但是并非诊断为精液不液化就一定不能怀孕，只不过怀孕的概率将会受到很大影响，受孕率会明显下降。建议有精液不液化的患者应该及时就诊，针对病因给予适当治疗。

13. 什么情况就算不育症了？

临床上经常遇到患者说："大夫，我在备孕，查一下精液。"如果这时候只给患者开具精液检查，可能会错过很多的信息。根据世界卫生组织推荐，夫妇双方未采取避孕措施，1年以上仍不能怀孕的为不育症。也就是说，备孕1年以上仍然不能怀孕的，就可以考虑不育症的诊断了。如果之前从来没有让人怀过孕，叫做原发性不育；曾经使人怀过孕的，叫做继发性不育。无论原发性还是继发性不育，只要是符合不育症的诊断了，都要建议积极地采取措施，寻找影响怀孕的因素，并采取相应的措施来提高怀孕的概率。

目前我国不育症的发生率是10%左右，其中由于男性因素导致或者存在男性因素的占到大约50%。其中精液质量差是最常见的原因，大量的数据显示，近年来男性的精子数量平均每年以2%的速度下降。在城市中，随着婚育年龄的推后，发生不育的概率增加。目前针对男性不育的治疗包括常见的药物治疗，手术治疗和辅助生殖治疗。如果男性精液检查仅有非常少的精子或者仅有非常少的运动精子，也就是说重度的少精子症或者重度的弱精子症，在常规治疗无效的情况下，辅助生殖治疗是理想的选择。否则随着女方年龄的增加，无论自然怀孕概率还是辅助生殖的成功率都会下降。

14. 精液检查和精液检查报告单

判定一个男性的生育力主要看精液的质量，也就是通常进行的精液常规检查。无论是生育前的体检还是因为不孕不育而就诊，首先要查的也是精液情况。根据世界卫生组织精液检查手册，推荐查禁欲 2 ~ 7 天的精液，这时候的精液情况能够反映一个男性的正常水平，如果禁欲天数太久，可能精子的活力会下降，而如果禁欲天数太短，则可能精液量少，精子数量也会偏少。除此之外，取精时候的身体状况也很关键，一般情况下，要求身体状态良好，不要熬夜之后查精液，也不要在生病或身体不适的时候查精液，这些时候本身勃起功能都不能很好发挥，精液的代表性也会差。取精的时候不要将精液洒出，一次取精把所有的精液都收集到取精杯内。有时候医生会让患者复查几次精液，这时候，每次精液检查时的禁欲天数、身体状况也最好保持一致，这样的检查结果的可比性才更强。

但是许多人拿到精液化验报告单时，不知道报告中的数据都是什么意思。精液常规检查目前多数实验室采用计算机辅助精液分析（CASA）系统，该方法检测起来快捷方便，但是对于精子浓度少的情况下，会使检测的精子浓度结果偏高，尤其是当精子浓度小于每毫升 100 万 ~ 200 万的时候，这时候采用手工检测更准确。精液量一般每次射精在 2 ~ 6 ml，如果低于 1.5 ml，则属于精液量少，需要排除附属性腺的问题。精液的颜色一般为黄白色或者灰白色，长时间不射精可能呈淡黄色。目前国内最常见的精液检查报告采用的主要是 WHO 第 4 版和第 5 版《世界卫生组织人类精液检查与处理实验室手册》（以下简称手册）的参考标准，WHO 第 4 版参考值为，精子的密度要达到 $20 \times 10^6/ml$，一次排出的精子总数达到 40×10^6 条以上。WHO 第 5 版的参考值为，精子的浓度不低于 $15 \times 10^6/ml$，一次排出的精子总数达到 39×10^6 条以上。对于精子的活力而言，第 4 版的参考值定为前向运动（a+b 级）的精子要不少于 50%，或者快速前向运动的 a 级精子达到 25% 以上。第 5 版的手册，将 a 级和 b 级的统称为前向运动精子，其比例参考值的下限为 32%。对于精子的形态，WHO 第 5 版精子形态学采取了严格标准，正常形态率大于或等于 4% 则认为正常。

　　精液分析是不孕不育夫妇就诊过程中的一项简单而重要的检查，是男性生育能力评估的重要依据。精液检查可以排除男方的因素，同时可避免对女方繁琐的检查。临床上也常见到女方查了个遍，没有发现任何问题，反过来再查男方，发现严重的精液异常。毕竟，在不孕不育夫妇中，因男方因素不育的占 50% 左右。

15. 排卵期不能正常同房可以服用"伟哥"吗？

　　优生优育是一个家庭的大问题，有时候不仅小两口很重视，两个家庭的老两口也很关注，甚至比小两口还要着急。当小夫妻信心满满地备孕几个月却没能如愿的时候，压力就会逐渐增加，尤其到女方排卵期，有些男方就表现出勃起困难，没有办法正常同房了，这被称作排卵期勃起障碍。排卵期勃起障碍属于心因性的勃起功能障碍，也就是本身不存在器质性的问题，是由于心理因素导致的。遇到这种情况，除了心理辅导之外，大夫会开具"伟哥"。"伟哥"会不会有副作用，会不会影响孩子的健康？"伟哥"实际上是 5 型磷酸二酯酶（PDE5）抑制剂，此类药物主要有进口的万艾可（西地那非）、希爱力（他达那非）、艾力达（伐他那非）等，国产的主要是"金戈（西地那非）"。这类药物的作用靶点在血管内皮，主要作用是扩血管，帮助阴茎充血勃起。对于精子的质量没有明确的负面影响。甚至有研究认为，对于少弱精、糖尿病性神经病变、不育症等病人，"伟哥"能显著提高精子的活力、精子总数、精液量。动物实验也发现，体外使用 PDE5i 类药物，可提高精子的活力，促进精子与卵子结合，提高受精率。对于在排卵期因紧张情绪导致的勃起功能障碍，可以放心安全地使用。对于服药后仍然不能克服的情况，可以选择人工授精助孕，也就是通过手淫留取精液，由医生将精液离心、洗涤，把运动精子分离出来，注射到宫腔内，达到提高怀孕率的目的。

16. "精子 DNA 碎片"——精子的功能学检查

近年来，对男性生育力的评估除了精液常规检查之外，越来越多地关注精子的功能检测，也就是精子 DNA 完整性的检测。精子 DNA 携带了男方的遗传信息，其重要性不言而喻。如果发生 DNA 断裂的精子数量很多，就会导致不容易怀孕，或者怀孕以后流产的风险增加，在行辅助生殖助孕的时候，体外受精的受精率、胚胎质量、临床妊娠率等也会受到负面的影响。目前最常用的精子DNA 完整性的检测方法是流式细胞仪检测法。大部分文献报道认为 DFI>30% 或者更高的患者，其生育力相对低下。造成精子 DNA损伤的原因较多，目前主要认为还是属于氧化损伤，也就是活性氧水平增加，抗氧化能力下降。

那么如何才能改善 DFI 水平呢，需要注意以下几点：

（1）保持良好的作息习惯。生殖激素的分泌具有昼夜节律性，男性作息规律、早睡早起有利于激素的正常分泌。另外，熬夜使机体在氧化反应中产生的有害化合物增多，具有强氧化性，加剧精子DNA 损伤程度。适当地进行体育锻炼，控制体重。

（2）保持良好的生活习惯，戒烟、戒酒，不要吃过于油腻的东西，多吃绿叶菜、水果等富含维生素的食物。避免久坐或久站，尽量避免接触生活当中的有毒物品及放射性物质。

（3）适当地给予药物治疗。如维生素 E、维生素 C、左卡尼汀、勃锐精等。

17. "传男不传女" 的 Y 染色体微缺失

当精液检查发现精子浓度过少的时候，需要进行染色体和 Y染色体微缺失的筛查，也就是需要对重度少精子症患者进行生殖遗传学的检查。Y 染色体是男性特有的染色体，之所谓是男性，也就是因为具有 Y 染色体。在 Y 染色体长臂上存在控制精子发生的基因，这些基因被称为无精子因子（AZF）。

目前推荐检测的 AZF 区域主要为 AZFa、AZFb、AZFc、AZFd 等四个区域的 8 个位点，目前有成熟的商品化的试剂盒。另外还有检测 15 个位点和 30 个位点的方法，但主要用于科研。对于无精子症、严重的少精子症患者建议进行 Y 染色体微缺失的检测，原因不明的不育、以及复发性流产者的男性一方也可以筛查。AZFa 区和 AZFb 区缺失的患者往往表现为无精子症，而 c 区缺失的患者会表现为少精子症，这部分患者通过辅助生殖技术可以生育自己的孩子，但是如果生的是男孩，那么他一定会携带有缺失的 Y 染色体，也就是在成年后依然会表现出和父亲一样甚至更差的精液参数。如果生育的是女孩，则不会受到影响。AZF 区域的缺失可以是新发的突变，也可以来自父亲，所以有必要对缺失的男性进行家族筛查。由于染色体的微缺失会有逐渐加重的表现，这种加重表现为缺失的区域会增多，精子浓度会随着年龄的增加呈下降趋势，所以如果生的是男孩，建议在成年后尽早生育，或者在青春期之后将精子冷冻保存，以备将来不时之需。

18. 精子"畸形率"高怎么办？

精子具有规则的形态，分为头部和尾部，头呈椭圆形。WHO 精液分析手册提供了严格的精子形态判定标准。精子进行染料染色后，正常形态的精子比例不少于 4%，就属于正常。有患者拿到精子形态学检测报告后一看正常的比例只有 4%，心中会有疑问，这样的精子能够受孕么？实际上目前采用的是 WHO 第 5 版的手册中严格的精子形态的判定标准，该标准选择的是具有潜在受精能力的黏附在卵子透明带上的精子作为参考的，只要精液中有 4% 以上的正常形态的精子，就算是合格的。但是确实有些患者在精子形态学检测的时候发现各种各样的畸形精子，那么这种"畸形精子症"也是影响怀孕的一个重要的因素。导致精子畸形的常见原因主要为睾丸生精环境的损害，如抽烟酗酒等不良的生活习惯、生殖道感染、精索静脉曲张以及一些遗传相关因素。经常会有病人咨询精子畸形率高，生出来的孩子会不会也是畸形的？实际上精子畸形与孩子畸形没有多大的关系，孩子的畸形主要与遗传因素和环境因素有关，而精子畸形主要影响的是怀孕的概率。对于严重的畸形精子症患者，如全部为圆头精子，或畸形率超过 99%，在常规治疗无效以后，可以考虑 ICSI 助孕。

19. "生产车间"里的精子也可以用于辅助生殖

生育问题对许多家庭来说是一件水到渠成的事情，但总有一部分家庭的生育计划来得不是那么顺利。在不育症家庭中，有 1% 的是男方患有无精子症，也就是精液中没有精子。通俗地讲，睾丸是精子的生产车间，附睾是储存仓库，而输精管道就是运输线。在精液中找不到精子，可能是生产车间不生产或者运输线不通畅了。睾丸产生精子而精液内无精子叫做梗阻性无精子症，如果能够通过手术的方式恢复运输线的通畅，当然是一劳永逸的好办法。但是对于无法复通或者本身就没有输精管的先天性双侧输精管缺如的患者，从"生产车间"直接获取精子就成为目前解决生育后代问题最佳的选择。

睾丸内的精子生育的后代不会有什么问题吧？我们要从精子的生成过程说起，精子的生成要历经精原细胞、精母细胞、精子细胞，再由精子细胞变成蝌蚪形精子的过程。精子细胞就已经是单倍体了，虽然仍是圆形的，其内只含有正常体细胞一半的染色体。睾丸内的精子虽然不具有自然受孕的能力，在遗传物质上与精液内的精子无任何差异。也就是说从生产线下来的精子已经具有正常的"核心"啦。精子运输到附睾后，附睾再对精子进行包装，使精子能够获得足够的运动能力和与卵子自然结合的能力。也就是精子的运动能力是后来获得的，在睾丸内已经获得了正常的遗传信息，所以用睾丸内的精子就可以用于辅助生殖助孕了。已经有大量文献显示，睾丸精子生育的子代与精液内精子生育的子代是不具有差异的，也就是"生产车间"拿到的精子的安全性是可靠的！

20. 让不育症患者雪上加霜的染色体异常

染色体的异常一般包括染色体数目和结构的异常，正常男性的染色体核型为 46，XY，女性的正常核型为 46，XX。染色体数目的异常顾名思义，是指多了或缺少一条或几条染色体。在不孕不育或复发性流产的夫妇就诊的过程中往往需要进行生殖遗传学筛查。在男性不育患者中常见的染色体数目异常主要是 47，XXY，又叫做克氏综合征，这种患者睾丸体积小，绝大多数患者精液中没有精子，在正常出生的男婴中，克氏综合征发生率约为千分之一。过去认为克氏综合征患者因为染色体异常，基本不具有产生精子的能力。但是近年来，研究发现，虽然睾丸体积小，仍有部分患者通过睾丸的显微取精术能够找到少量的精子，这种精子也能够用于辅助生殖助孕。还有一种男性染色体数目的异常为 47，XYY，也就是超雄综合征，这种染色体异常的患者精液参数可以从完全正常到重度的少弱精子症。

染色体结构的异常最常见的为相互易位、缺失、重复等，对于染色体结构的异常，在生殖细胞减数分裂的时候造成不均衡的分

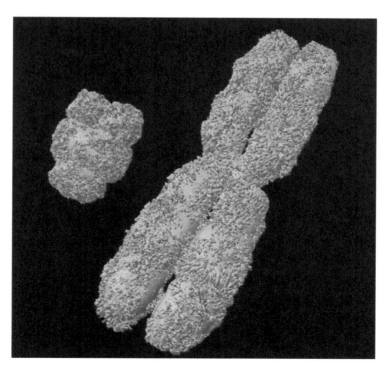

X 染色体（右侧）和 Y 染色体（左侧）示意图

布，会造成配子染色体的异常，仅有一部分概率分化为染色体正常的配子。因而建议携带这些异常的患者首先进行遗传学的咨询，了解子代的遗传学风险。第三代试管婴儿技术（植入前遗传学诊断，PGD）主要就是针对遗传学异常的父母，在胚胎植入子宫之前，首先检测胚胎的染色体，选择染色体平衡的胚胎植入子宫。因而，发现了染色体的异常不必要灰心丧气，虽然无法治疗，目前仍有较好的方法生育健康的后代。

21. 在"死精子"中寻找一线生机

有少数不育症患者在精液检查时发现精液内精子数量很多，可就是看不到运动的精子，经过多次复查都依然见不到运动的精子，被诊断为"死精子症"。为了判断这种不动的精子是不是真的"死"了，医生需要做特殊的检测，也就是精子存活率的检测，通常采用伊红 - 苯胺黑染色，如果是活着的精子，通常不着色，如果精子真的死了，细胞膜不能够阻挡染料进入精子内，这样精子就会被染上颜色。

导致"死精子症"的原因很多，包括：精子在精曲小管内已发生死亡，这种往往是真的死掉了；精子生成后因附睾功能欠缺导致在附睾内死亡；还有一种为精子的纤毛不动综合征，患者的精子因为纤毛功能的障碍导致不能运动，但精子都是活着的。

如何在"死精子"中寻找一线生机，让患者实现为人父的愿望呢？首先需要治疗原发病，有生殖道感染的给予抗感染治疗。对于附睾原因导致的死精子症，可以让患者连续排精后查找是否有运动的精子，连续排精可以缩短精子在附睾中的时间，减少因附睾所致的损害。如果找不到明确的病因，经治疗后仍无法在精液内找到活的精子，则可以考虑通过睾丸或者附睾穿刺取精。抽取的精子可能仍然不运动，这时就需要采用低渗肿胀实验来判定精子是否是活着的，低渗肿胀实验也是利用了活着的精子细胞膜是完整的这一特性。这种方法判断出是活着的精子就可以用于 ICSI 治疗。

四

实验室篇

1. 一代试管婴儿和二代试管婴儿哪种会更好呢？

古语说一代更比一代强，而对于试管婴儿来说，很多患者也误认为试管婴儿二代比一代好。试管婴儿二代与一代的区别是什么？试管婴儿二代比一代好吗？试管婴儿一代和二代哪个成功率更高？

首先先解释一下什么是一代和二代试管婴儿。其实辅助生殖技术的专业术语中，没有一代试管婴儿和二代试管婴儿一说，我们现在所提到的一代和二代只是根据辅助生殖技术发展的先后时间给予的定义。所谓的一代试管婴儿专业术语上称为体外受精（IVF），就是将卵子和精子一起孵育，让精子自行与卵子受精，不进行人为干预。

二代试管婴儿就是所谓的卵细胞质内单精子显微注射技术（ICSI），胚胎学家通过显微操作技术，挑选出一条活力、形态正常的精子，依靠一根很细的针，在显微镜下将精子注射入卵子。

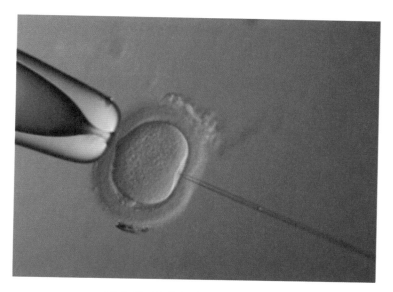

卵细胞质内单精子显微注射

第一代试管婴儿主要是解决女性不孕问题，为治疗女性输卵管阻塞、内分泌紊乱等因素引起的不孕症提供了有效的方法。但该技术对治疗男方原因如少精子、无精子、精子活动低下等因素引起的不孕症，效果却不理想。所以，就产生了第二代试管婴儿技术解决男性不育。

第一代试管婴儿主要特点是提取卵子和精子在体外受精，再将受精卵培养为胚胎后移植入女性体内，因此适应范围非常广，成功率也极高。另外，一代试管婴儿是将每个卵子和 3 万～ 5 万条精子的比例进行自由结合，对精子具有优胜劣汰的自然选择作用，更接近于体内受精方式。第二代试管婴儿则是将精子和卵子强制性结合。理论上即便仅有一条可用精子，也是可以成功进行试管婴儿的。因此第二代试管婴儿对精子质量问题导致的不孕不育症状非常有针对性，在此类不孕不育症状中可以说第二代比第一代试管婴儿成功率更高。第一代试管婴儿和第二代试管婴儿它们针对的人群不同，成功率并不能说谁高于谁，因此需要患者根据自身的实际情况来选择进行第几代试管婴儿。

▎2. 如果常规受精失败的话，有没有方法进行补救？

通常在获得精子和卵子后，如果男方精液质量正常且既往无受精失败史，我们会首先建议患者选择常规受精的方法，因为这种方法更接近于体内受精方式，对卵子没有创伤。但是实际工作中发现，即使精子活力正常，密度正常，也有 10% ～ 15% 的部分受精失败（受精率低于 30%）和 1% ～ 5% 的完全受精失败（受精率为0）。其主要原因可能来自于卵子也可能来自于精子。国内部分生殖中心为了避免受精失败给患者带来的打击，采用了早期补救 ICSI。其做法是将卵子与精子共同孵育 4 ～ 6 小时后，检查卵母细胞排出第二极体情况判断卵子是否受精。如果发现大部分卵子没有排出第二极体（比例超过 50% 或 70%，各中心制定标准不同），将对不排出第二极体的卵子进行后期补救措施，即对未受精的卵子进行补救单精子显微注射（R-ICSI）。

研究报道，IVF 周期中一半以上的受精失败是由于精子未能进入卵母细胞造成的，补救 ICSI 可预防由于精子未能正常进入卵母细胞而导致的受精失败。然而，补救 ICSI 技术比较耗时、耗力，而且补救前要根据精卵结合时间、卵子形态变化及患者既往有无妊娠情况，综合进行评估，因此国外生殖中心几乎很少采用补救 ICSI，国内仅有少数生殖中心采用该方法。早期补救 ICSI 虽然可以极大限度地挽救大部分卵子，但是由于过早判断第二极体的排出，因此也不可避免地会由于判断错误而导致小部分卵子多精受精。然而，从目前研究结果显示，早期补救 ICSI 是克服受精失败的最好方法，如果适应证掌握准确，补救时机及时，早期补救将利大于弊。

3. ICSI 技术会增加孩子畸形的概率吗？

卵细胞质内单精子注射技术，也称 ICSI。首先将成熟卵细胞脱去外围卵丘细胞后，再将处理过后的精子取出，在显微镜下利用两根特殊拉制的玻璃细针，一根吸固卵细胞之一侧，另一根细针吸取一条形态正常、活力高的优质精子从对侧穿过透明带及卵膜，直接将精子送入卵子内，协助精、卵受精，全部过程在显微镜下完成。由于精子注射过程避开卵子的遗传物质，因此理论上不会对卵子的细胞核造成伤害。我们都知道，胎儿的基因来自于精子和卵子的细胞核，所以在操作过程中，没有破坏精卵的细胞核也就意味着胎儿的基因不会受到损伤。目前文献报道 ICSI 胎儿出生缺陷率与正常受孕出生的胎儿相比没有显著性差异。

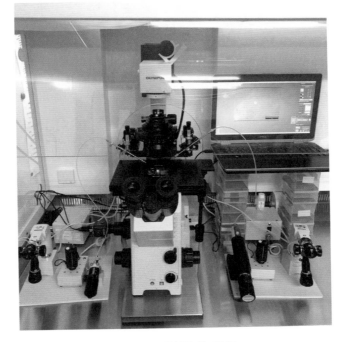

ICSI 显微操作系统

4. 我的卵子为什么会不受精？

在辅助生殖技术中，目前有两种主要的受精方式，常规的体外受精和单精子卵细胞质内注射，这两种受精方式的正常受精率在70%左右。所以，并不是所有的卵子都会受精。评估卵子受精是否失败，我们可以根据受精率的高低进行评估，当所有成熟卵子的受精率小于30%时称为部分受精失败，当所有成熟卵子均未受精时称为完全受精失败。对于采用常规体外受精后发生的部分或者完全受精失败，一般与较差的精子质量，原发性不孕，较长的不孕年限或较差的卵子成熟度相关。对于采用单精子卵细胞质内注射后发生的部分或者完全受精失败，一般与较差的精子质量、较差的卵子质量以及操作者技术水平相关。

5. 精液果糖是什么东西，如果含量低代表了什么？

果糖，是精液的主要糖分，是精子的重要营养成分之一。果糖分解代谢可产生 ATP，ATP 可以为精子轴丝收缩提供能量保障，因此精浆果糖浓度减低，可使 ATP 产生减少，将使精子活动力减弱，影响受精率。精液中的果糖由精囊产生，为精子的代谢提供营养，供给精子能量，维持精子的活动力。同时，它与雄性激素相平行，可间接反应睾酮水平。先天性双侧输精管完全阻塞及精囊缺如时无果糖。所以临床上射精管阻塞、双侧输精管先天性缺如、不完全逆行射精和雄激素缺乏都存在不同程度的果糖含量低下。

6. 精子优化能去除所有畸形精子吗？

一名成年男性一次排精，精子数量多达数亿条，其中有活动精子、不动精子，有形态正常精子、异常精子，除此之外可能还有各种各样的物质，如圆形细胞、红细胞、脂肪滴、支原体、衣原体等。精子优化技术就是尽可能多地将形态正常的活动精子从精液中分离出来。精子优化洗涤方法有很多种，但是胚胎实验室最常用的优化方法有简单洗涤法、直接上游法和非连续密度梯度离心法。各种方法各有优缺点。三种常用方法中，非连续密度梯度离心法在活动精子的回收率上高于上游法，而且精子悬液中精浆成分污染也低于上游法。可获得部分活力很好的精子，且不含碎片、白细胞、非精子细胞和退化的生精细胞，但是不能去除所有畸形精子，只能去除大部分形态畸形严重、活动差的精子。

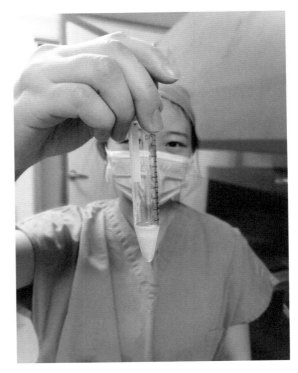

精液优化

7. 精子畸形率高会影响胎儿发育吗？

首先，必须说明，精子畸形与胎儿畸形不是一回事。精子畸形只是形态学不正常，包括头部畸形、颈部畸形、尾部畸形等。精子畸形率高可能会影响受精率，但是并非所有畸形精子其遗传物质都是异常的。辅助生殖技术中，如果精子畸形率高，可以通过 ICSI 技术，在显微镜下选择形态正常的精子进行受精。精子畸形率高，可能会影响患者自然受孕，但是单纯由于精子畸形率高导致的胎儿发育异常目前没有明确的证据。

　　胎儿发育不良，有很多影响因素。最主要的影响来于女性怀孕的早期感染了各种病毒或者服用有危害性的药物，如抗生素、激素、神经类等具有生殖毒性的药物等，或接触到环境危险因素如射线、酗酒、农药等，这些都会直接危害到胎儿器官的发育，导致胎儿畸形或发育迟滞，并容易流产。因此，精子畸形率与胎儿发育异常没有必然关联。

8. 精子畸形率很高是怎么回事？还能不能怀孕？

　　在精子畸形率检查时，很多患者拿到自己的报告看到正常精子比例只有百分之十几甚至百分之几，十分紧张，就觉得是不是自己精子出了问题，会不会影响受孕，从而导致不育。其实正常人精液中也存在异常精子，所占百分率高达 75% ～ 95%，反而正常形态的精子比例却占较少比例。大部分人的正常精子形态比例一般都在 4% ～ 25% 之间。所以当看到自己精子畸形率较高时不要紧张，一般如果精子的正常形态比例大于 4% 是不会影响男性的正常生育的，如果精子的正常形态率低于 WHO 第 5 版手册规定的 4% 时，就要引起重视，及时就医咨询寻找原因，以免对自己的生育带来不必要的麻烦。人类精液标本中含有各种各样畸形的精子，包括头部缺陷、颈部和中段的缺陷、主段缺陷、过量残留胞质等，几乎每一种缺陷都会发生在同一个人的精液标本中。引起精子畸形的因素也比较多样复杂，泌尿生殖道感染、睾丸及附睾的病变、使用激素或者化学药物、长期接触辐射、阴囊局部长期高热等都是诱发精子畸形程度高的因素。如果发现我们的精子畸形率较高应对症治疗并合理改善精子的生精环境。畸形精子从理论上讲是不能自然完成受精的，只有正常形态的精子才能和卵子结合形成受精卵，并进一步发育成胚胎。所以一般情况下，就是男方的精子畸形率偏高，如果能使配偶自然受孕并生育，子代的健康一般是不会受到影响的。

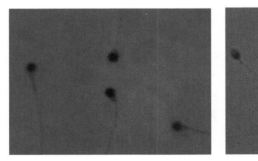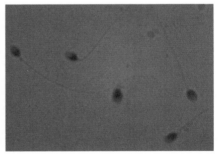

圆头畸形精子（左侧图）和正常形态精子（右侧图）

9. 如果男性年龄比较大，是不是精子质量就不好呢？

高龄男性相较于年轻男性，精子在遗传学方面有可能发生改变，如高龄会增加 DNA 复制错误、碱基突变、染色体异常率增加；随着男性年龄增加，精子的甲基化水平也会发生改变，在一些区域有可能发生甲基化丢失，生活环境及习惯等也会对甲基化产生影响；年龄的增加也会使睾丸及精液的氧化应激水平增高，精子DNA损伤会显著增加。这些改变会影响精液的质量、精子正常形态及活力，导致男性生育能力下降，流产，后代发生遗传性疾病概率增加等等。因此在夫妻双方进入周期前，对男性进行详细的体检及精子检测是必要的。

10. 精子对胚胎发育的影响有多大？

精子不仅会提供父亲的遗传物质，还与胚胎的发育情况息息相关。已经发现一些精子异常指标，如精子正常形态、DNA损伤等等，均会影响胚胎的受精、卵裂、囊胚形成及发育情况。影响胚胎发育的精子因素还包括精子染色体非整倍性、端粒长度、中心体异常、精子基因组印记及甲基化情况等。卵子受精之后，会对精子染色体进行修复和修饰，精子对胚胎的影响可能取决于精子异常程度与卵子修复能力之间最终平衡的结果。实验室会通过精子优选技术将正常精子分离出来，以提高胚胎发育潜能，从而有助于提高辅助生殖的临床结果。因此男性在进入周期前，一定要注意自己的日常生活饮食及作息习惯，让自己未来的宝宝更加健康。

11. 我的卵巢功能不行了能做供卵吗？能用亲戚的卵子吗？

《人类辅助生殖技术规范》规定，接受卵子赠送的适应证包括：丧失产生卵子的能力；女方是严重的遗传性疾病携带者或患者；具有明显的影响卵子数量和质量的因素。赠卵应符合以下基本条件：

（1）赠卵是一种人道主义行为，禁止任何组织和个人以任何形式募集供卵者进行商业化的供卵行为。

（2）赠卵只限于人类辅助生殖治疗周期中剩余的卵子。

（3）对赠卵者必须进行相关的健康检查。

（4）赠卵者对所赠卵子的用途、权利和义务应完全知情并签定知情同意书。

（5）每位赠卵者最多只能使 5 名妇女妊娠。

（6）赠卵的临床随访率必须达 100%。

凡是利用捐卵人的卵子、胚胎实施的辅助生殖技术，供卵者与受方夫妇、出生的后代必须保持互盲。医疗机构和医务人员以及第三方供卵机构须对供卵者和需求者的相关资料严格保密。

12. 为什么超促排卵会得到不成熟的卵子？

正常女性在一个月经周期内只从其中一侧卵巢中排出一个卵子，另一侧卵巢处于休眠状态，也就是说两侧卵巢是"轮流值班"。

因此，如果按照生理周期，医生每月只能从女性体内获得一枚成熟卵子，这将极大地延长不孕夫妇当爸妈的进程。

在辅助生殖中，超促排卵技术是获得一定数量和质量卵子的重要环节。控制性超促排卵是指运用促性腺激素释放激素（GnRH）及其类似物进行垂体降调节，促进多卵泡同步发育、成熟，可获得多个卵子。尽管这种方法在理论上可使一批卵泡同步发育，但在临床超促排卵中，会观察到部分患者卵泡发育不均匀，使得注射 HCG 时间难以确定精准，导致回收的卵子有可能不成熟或过于成熟。

卵母细胞成熟过程极其复杂，这与体内激素调控、卵泡发育同步化、垂体降调控系统、卵泡或黄体期等多种因素相关。因此，在患者排除卵巢功能障碍的前提下，平时尽量避免饮食生冷寒凉，辛

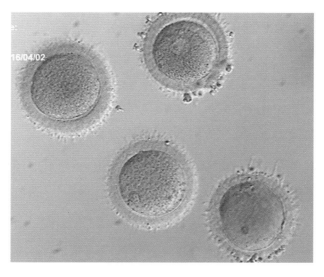

未成熟卵子

辣燥腻之品，适当饮食一些温润，温和，温养性食品。保持平衡愉快的心情极为关键。良好的心态对女子自身生殖内分泌的调节起直接的调节作用，意义极为重要。

13. 移植囊胚是不是比移植第3天胚胎妊娠率高呢？

目前的研究发现，移植相同数量的囊胚和第三天胚胎，囊胚的妊娠率要高于第三天，同时双胎率也高于第三天。但是如果移植一个囊胚和移植2个第三天胚胎比较，两者临床妊娠率接近，但是移植1个囊胚的双胎率却要显著低于移植2个第三天胚胎的双胎率。这个主要是因为囊胚是在第三天胚胎的基础上在体外继续培养2～3天后形成的，同时并非所有第三天优质的胚胎都能培养成囊胚。是否形成囊胚主要取决于胚胎本身质量和体外培养环境。目前各个机构对囊胚形成率报道不一，但是基本上为50%～70%。

但是目前也有少数观点认为胚胎在体外培养时间增加，体外光线、温度、湿度等的变化，对胚胎都是一个应激作用，或许会影响本来正常的胚胎，因此有个别观点认为应该提前把第三天胚胎移植入子宫或冷冻保存起来，而不应该进行囊胚培养。从目前国内外研究报道看，绝大多数专家认为囊胚培养和囊胚移植还是有助于提高辅助生殖临床妊娠率的。因此现在大部分中心对于年轻患者或卵子数目较多的，都会选择囊胚培养，相反，对于高龄患者或卵子数目较少患者，进行囊胚培养的意义不大。

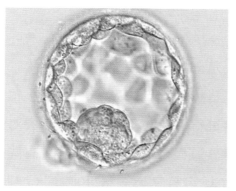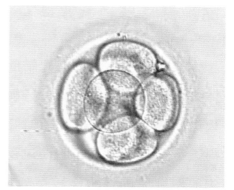

囊胚（左侧图）胚胎（右侧图）

14. 我以前胚胎发育不好，妊娠率低，想养囊胚，可以吗？妊娠成功率高吗？

做囊胚培养，有以下几个优点。首先，可以筛选胚胎发育潜能性好的胚胎，其次，囊胚移植更符合自然规律，与子宫内膜更同步；最后，取卵后第 5 ～ 6 天子宫收缩降低，减少了囊胚被排出宫腔的风险，提高了成功率。

做囊胚培养也有风险，约 50% 的卵裂期优质胚胎可发育到囊胚期，若完全进行囊胚培养，有 2% ～ 40% 的患者因胚胎没有发育到囊胚而取消移植。且不能证明一个在体外不能发育到囊胚期的卵裂期胚胎移植入子宫腔后是否能成功着床。

影响妊娠的因素很多，囊胚移植并不能完全解决所有患者妊娠率低的问题。是否养囊胚或者行囊胚移植，需要根据您的具体情况，医生或者胚胎学家会给予科学个体化建议的。

15. 解冻后的胚胎降级了能否怀孕？

大部分患者在试管婴儿辅助生殖周期中都会选择冷冻胚胎，在身体条件允许的情况下再进行解冻移植。部分生殖中心会在移植前一天进行胚胎解冻，解冻后对胚胎进行评分，第二天移植前会对胚胎再进行评分。由于胚胎在过夜培养过程中会继续发育，且有些生殖中心对胚胎的评级比较苛刻，如规定第三天一级胚胎是 8 细胞。因此，当解冻后胚胎继续向前发育时，如细胞数大于 8 细胞时，可能就会评为二级。相反一些 6 细胞三级胚胎，可能经过培养后发育为二级胚胎。因此，解冻后胚胎发生升级或降低在一些生殖中心中是比较常见的现象，而且如前所述，如果胚胎向前继续发育，即

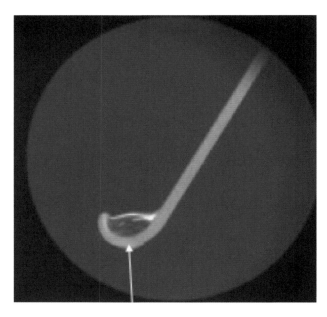

显微镜下冻存胚胎的冷冻钩（液滴内为胚胎）

使胚胎评级下降，但却不代表胚胎质量下降，也不影响后期妊娠结果。但是如果胚胎由一级或二级（一级和二级统称为优质胚胎）降为三级或四级时（三级和四级统称为劣质胚胎），则往往提示胚胎发育质量下降，此时就应该和主管医生取得联系，考虑是否取消移植或者再解冻其他胚胎进行移植，以确保较高的妊娠率。

16. 新鲜周期胚胎移植好还是冷冻胚胎移植好呢？

随着胚胎冷冻技术的发展与完善，冷冻胚胎移植周期所占比例逐渐增大。最近几年的数据分析指出，冷冻胚胎移植会改善 IVF 临床结局，同时解冻周期相对新鲜周期胚胎移植具有更高的继续妊娠率、临床妊娠率和更低的流产率。也有数据分析证实，多囊卵巢综

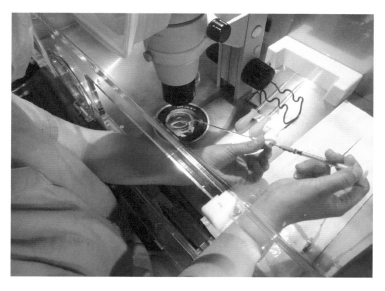

胚胎装入移植管

合征患者冷冻胚胎移植相对新鲜周期移植具有更高的活产率、更低的卵巢过度刺激发生率和高先兆子痫发生风险。从总体上看，新鲜移植和解冻移植在成功率上并无明显差别。以上这些仅是大数据分析，具体情况还需要根据个人情况与自己的主治医生共同商讨决定。增加自己的妊娠概率，只有适合自己的才是最好的。

17. 做试管婴儿可以要求生龙凤胎吗？

在国人的观念中总是有儿女成双、儿女双全的想法，因此很多人会关注试管婴儿辅助生殖能不能帮助自己生育龙凤胎，这个答案一定是不可以的。试管婴儿是绝不能做选择性别的，也绝不是以双胞胎（尤其是龙凤胎）为目的的试管婴儿。辅助生殖只是一项医学技术，可以满足育龄夫妇为人父母的愿望。它适用于女方输卵管梗阻、子宫内膜异位症和排卵障碍的患者以及男方重度少弱精，或男方无精症，需经睾丸或附睾穿刺获取精子者。而且多胎妊娠比单胎妊娠更具有风险性，威胁着妈妈和孩子的生命安全。多胎妊娠的妈妈更容易在怀孕期间发生如糖尿病、高血压等妊娠综合征，而且产后出血的概率也较高，同时也比较容易发生早产。因此，试管婴儿患者一旦发现多胎妊娠，必须要听从医生的建议实行减胎术。综上，试管婴儿辅助生殖技术只是帮助育龄夫妇实现为人父母的一项医学技术，并不能作为生育双胞胎的一个手段。

18. 我的胚胎为什么会发育这么差？

胚胎在体外发育的质量与很多因素相关，所以要明确地指出实际情况中出现的胚胎发育质量差的原因是非常困难的，但是我们可以从患者因素，临床因素及辅助生殖实验室因素方面去考虑。

患者因素涉及患者双方的年龄，适应证，生活习惯，女性患者内分泌情况等。随着患者年龄尤其是女性患者年龄的增大，其胚胎发育差的可能性增大；当适应证为高度畸形精子症或女性卵巢低反应时，其后续胚胎发育差的可能性增大；女性患者基础 FSH 与 LH 的异常与较差的卵子质量相关，会造成后续胚胎发育差的可能性增大；患者如果在日常生活中有吸烟习惯，也会对后续胚胎发育造成影响。

临床因素涉及患者的个体化治疗方案、扳机时间的确定等。促排卵方案应该针对不同的患者进行相应细化，以取得较好的效果。但受限于患者多变的自身情况，使用某种促排卵方案可能会产生较差的卵子继而对后续胚胎发育造成影响，经过对促排卵方案的调整可能会改善这种情况。扳机时间对于后续胚胎的发育非常重要，对于大多数患者，扳机时间有较统一的标准，但对于一些特殊的患者，常规的扳机时间也许会显得不合适继而造成后续胚胎发育较差，需要根据实际情况进行调整。

实验室因素涉及配子的处理及胚胎的培养等。实验室对于配子的处理和胚胎的培养有统一的标准，对于处于体外环境的配子及胚胎，尽量保持其所处环境的一致性，减少其在体外培养过程中受到的外界刺激。实验室中很多因素可导致胚胎发育质量变差，培养液的批次之间的稳定性，实验室空气中挥发性有机物的含量，培养箱的稳定性，培养箱所用气体的质量，胚胎实验室人员操作的标准性等对胚胎的发育都会造成影响。因此需要严格的质控措施以保证结果的稳定性。

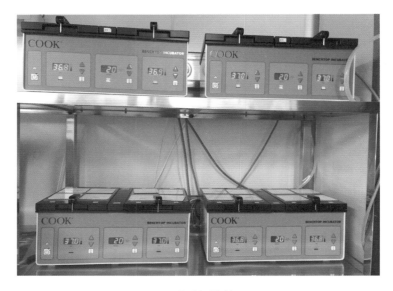

三气培养箱

19. 评级差的胚胎有没有移植的必要？

胚胎移植作为试管婴儿辅助生殖技术的重要部分，决定着最终的妊娠结果。移植前会做大量的准备工作，包括内膜的准备、临床用药等，这些准备工作对妊娠结果均起到很大作用。当出现评级差的胚胎时，如果移植前的准备工作做得很充分，完全可以进行移植。因为早期胚胎形态的评分只是作为一种初步评估，且不同胚胎学家在给胚胎评分时或多或少具有一定主观性，因此不能够完全根据胚胎评分结果来判定有无移植必要。当然，胚胎评分结果在一定程度上可以预知其妊娠的概率，一般情况下，在相同条件下，移植优质胚胎的妊娠率要明显高于移植劣质胚胎的妊娠率。经验丰富的胚胎学家可以通过胚胎形态预知后期的妊娠结局，因此如果您的主管医生及胚胎学家都建议你移植评级差的胚胎，说明这些胚胎还是有一定发育潜能的，如果您能保持乐观的心态、积极配合，还是有机会获得妊娠的。

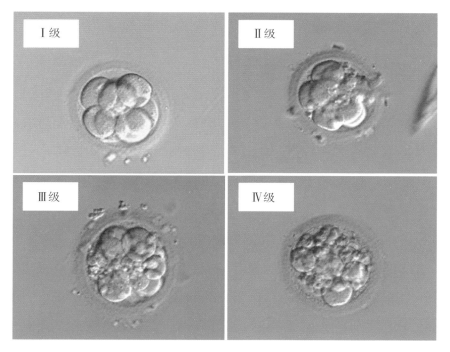

不同级别的胚胎

20. 不同级别的胚胎与胎儿出生后缺陷有关吗？

卵裂期胚胎的评分指标主要有：卵裂球数目、对称性、细胞质的形态以及分裂产生的碎片多少等。囊胚期胚胎的评分指标主要有：内细胞团细胞数量、滋养层细胞数量、囊胚的扩展程度。高评分胚胎，还是低评分胚胎移植后都有妊娠的机会。只是不同级别的胚胎移植后妊娠概率是不一样的，随着胚胎评分的降低，其妊娠的概率也随之下降，但不代表低评分胚胎移植后就没有任何获得妊娠的希望。国际上文献报道认为不同级别的胚胎移植后妊娠率是存在差异的，但出生缺陷的发生率没有显著性差异。

21. 3PN 是不是双胞胎？

一个受精卵一般都是一个卵细胞与一个精子结合，形成整倍体受精卵，也就是我们所说的 2PN。3PN 是一个非整倍体，它有可能是多条精子进入卵子，也有可能为异常精子入卵。受精时多倍体精子进入卵子，或一条正常精子进入了多倍体卵子等都是造成 3PN 的原因。这种胚胎是不可用的胚胎，它可能与早期胚胎死亡、流产、胎儿遗传性疾病有关。而产生双胞胎的情况有两种：①正常受精胚胎因某些原因形成了 2 个胚胎，这是我们通常所说的同卵双生，胎儿同性别，长相也相同；②同一排卵周期刚好有 2 个卵分别与不同的精子结合，从而形成的 2 个正常受精胚胎，这是我们所说的异卵双生，胎儿性别有可能不同，长相也不同。

22. PGD技术能查出所有遗传性疾病吗？所有人都可以选择吗？

胚胎植入前遗传学诊断（PGD）是在胚胎着床之前对配子或胚胎的染色体进行基因检测，剔除携带有异常基因的胚胎后，选择正常染色体的胚胎用于移植的一种早期产前诊断方法。全世界遗传性疾病有4000余种，目前由于技术的限制，通过使用PGD技术，能筛选甄别和检测的遗传性疾病仅达100种左右。因此PGD技术目前只能解决少量的遗传学疾病。同时，由于该技术对胚胎进行了"手术操作"，对胚胎来说有一定的损伤，损伤程度与操作技术人员水平密切相关，一定程度上也影响了胚胎的着床率。所以目前只建议有遗传病的夫妇（主要是染色体病或单基因病）或胎儿先天异常高危夫妇采用PGD技术。

目前PGD的适应证包括：①染色体数目和结构异常；②染色体病；③单基因相关遗传病；④性连锁遗传病；⑤可能生育异常患儿的高风险人群。

23. PGS和PGD有什么不同？

PGS全称为胚胎植入前遗传学筛查，PGD全称为胚胎植入前遗传学诊断，主要有以下两方面不同。

临床适应证的不同：PGS 主要针对高龄、反复着床失败、反复流产且没有明确遗传疾病的患者，PGD 主要针对夫妻双方有明确遗传基因，或者既往生育过有遗传疾病的孩子。更通俗地说就是 PGS 是一种健康体检，全身做一下检查，看看哪些部位出了问题，而 PGD 就是一种疾病治疗，在明确一种疾病之后针对性地进行治疗。

检测技术不同：PGS 技术只是将活检下来的细胞进行扩增后，用二代测序仪进行测序，通过电脑分析所有染色体是否存在异常，无须对患者及家人染色体进行检测。PGD 技术在进行测序之前，需要对患者及相关家属的致病基因进行确诊，然后针对该基因去对活检下来的细胞进行检测，如果检测胚胎显示携带有致病基因，则放弃移植。

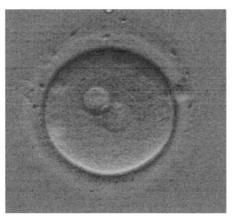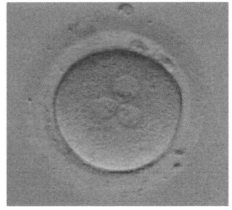

受精后第一天：双原核（正常受精，左）及三原核（异常受精，右）

24. 做完 PGS 的胚胎对将来的胎儿会有多大影响呢？

胚胎植入前遗传学筛查（pre-implantation genetic screening，PGS）是指通过胚胎活检技术，取出胚胎中的 1 ~ 5 个细胞，并对这些细胞进行胚胎染色体整倍体筛查，剔除非整倍体胚胎，选择整倍体胚胎植入母体，使之发育为正常胎儿。那么 PGS 对胚胎是否存在损伤风险？

胚胎植入前遗传学筛查是对发育到第 3 天胚胎（卵裂期胚胎）或第 5 天的胚胎（囊胚期）进行 PGS 筛查。卵裂期中的细胞尚未分化成不同类型的细胞。均为全能细胞，且由于该时期细胞数量少、活检 1 ~ 2 个细胞对胚胎发育和生长的影响较大。相反，囊胚

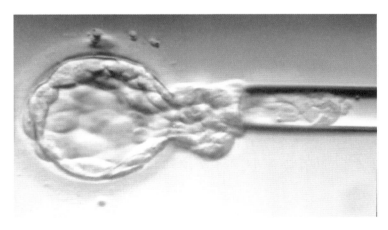

实验室中进行胚胎细胞活检

期胚胎细胞间分化已经完成，已经可以明确哪个部位可发育为胎儿部分，且该时期细胞数量多，活检 5 个左右细胞对胚胎发育和生长影响较小，检测结果也更全面、更具体。近几年囊胚活检已经逐步取代了以往的第 3 天胚胎活检，故而活检技术对胚胎的潜在损伤风险也已经基本解决。2014 年欧洲生殖年会（ESHRE）PGS 的汇总数据显示，采用囊胚活检结合新的全基因组芯片或测序技术进行胚胎筛选成为 PGS 的标配，可以提高胚胎着床率，降低流产率，可以作为选择性单胚胎移植，提高助孕结局的有效措施。

PGS 技术通过对活检下来的细胞进行基因测序从而对胚胎染色体进行全面分析，最后选择染色体整倍体胚胎进行移植，因此从理论上 PGS 技术更有助于优生优育，减少了因为胚胎染色体异常导致的胚胎停育及婴儿出生缺陷。但是，由于目前该技术检测费用昂贵，且胚胎活检属于有创检测，因此对于年轻患者及无不良妊娠史的患者，不推荐应用。

25. 我只取到 1 个卵子，做 ICSI 受精是不是比 IVF 受精更好？

现在随着二胎政策的放宽以及环境和工作压力的增加，前来行辅助生殖助孕的高龄患者及卵巢早衰的患者越来越多，这两类患者的共同特点是卵子数量少，每次仅获得 1 ～ 2 枚卵子。由于 ICSI 受精是将精子直接注射入卵子内，因此貌似受精率要高于 IVF 受精，因此很多患者即使男方精液正常也会强烈要求医生给予 ICSI

受精。然而事实情况真如患者所预料的那样吗？

据国内外研究报道，如果患者获得 1 ~ 2 枚卵子，且男方精液正常的前提下，选择 IVF 受精和 ICSI 受精，其两者最终的受精率并无差异，且选择 IVF 受精的患者，其总体预后要好于 ICSI 受精的患者。因此如果男方精液正常，且既往无受精失败者，建议选择 IVF 受精，毕竟 ICSI 受精是一种有创操作。

26. 雾霾天时，体外培养的胚胎会不会受影响？

目前，全国各地好像都笼罩在雾霾环境中，北京地区也不例外，经常发布雾霾橙色、红色预警信号，好多人为了躲避雾霾，纷纷购买了空气净化器，净化家里的空气，出门时还带上了防雾霾口罩，以防吸入有害气体，对身体产生伤害。最近有部分患者经常问医生，现在外面的雾霾天这么严重，我家的胚胎会不会受影响啊？现在，为了消除大家的疑虑，我为大家简单介绍一下胚胎实验室的基本功能。首先，胚胎实验室是按照整体千级、局部百级的净化实验室要求搭建的，确保胚胎所处的大环境属于洁净空间。胚胎实验室对空气中尘埃粒子数是要严格要求的，如尘埃粒子直径大于等于 0.5 微米，其数目要求小于等于 32 个 / 升，这样的洁净要求，比起动辄 PM2.5 数值好几百来说，简直就是小巫见大巫。之所以胚胎实验室可以达到这样的洁净要求，是因为外面的空气进入培养室，需要经过初级、中级、高级三套过滤系统，经过层层过滤之后，进入培养室的空气就非常洁净啦。同时，培养胚胎所用的培养箱也有过滤系统，可以完全过滤掉空气中的有害气体，确保胚胎在很洁净的环境中生长，所以大家不用顾虑雾霾天对胚胎的影响。

27. 医生告诉我这次怀孕是生化妊娠，什么是生化妊娠呢？

生化妊娠是指发生在妊娠 5 周内的早期流产，血中可以检测到 HCG 升高，大于 30 mIU/ml，但是超声检查看不到孕囊，现在医学上称之为"亚临床妊娠"。其实生化妊娠时常发生在育龄女性中，只不过我们没有去注意它的存在，据不完全统计，生化妊娠可占到妊娠的 30% 左右。大部分女性如果没有计划怀孕，尤其是那些月经周期不准的女性，即使月经推迟几天到来时，也不会去给予太多关注，其实，这个时候可能就是体内发生了一次生化妊娠。以下情况可能与发生生化妊娠的关系比较密切，如受精卵本身的缺陷，子宫环境不好，自身的免疫系统，卵巢黄体功能不好，精神过度紧张，工作压力太大等因素都可能导致生化妊娠。发生生化妊娠并不可怕，只要找医生进行诊断后，把不利因素尽量去除，再次怀孕时发生生化妊娠的概率还是比较小的。但是对于那些反复生化妊娠（次数大于 3 次）的患者，就一定要系统检查一下啦，必要的时候，可以选择第三代试管婴儿技术进行治疗。

28. 我家里条件好，想用最新的第三代试管婴儿技术，为什么医生不同意？

第三代试管婴儿技术并非是第一代和第二代的改进技术，第一代试管婴儿称为体外受精技术，主要是解决女性不孕症，第二代试管婴儿称为单精子显微注射技术，主要解决男性不育症，第三代试管婴儿称为胚胎植入前遗传筛查、诊断技术，主要用于单基因相关遗传疾病、染色体异常、反复流产患者。每种技术都有其各自的适应证，并非越新就越好，只有适合自己的才是最好的。

29. 将胚胎冷冻后再解冻，胚胎会受损伤吗？

近年来，随着胚胎冷冻技术的提高，冷冻胚胎解冻移植在生殖中心已经成为一项常规的技术。但是依然会有患者询问，胚胎冻在 –196℃ 的液氮中，胚胎不会死掉吗？其实大家的理解是比较粗浅的，只是凭借生活中的常识来进行判定。觉得人在 –20℃ 的环境下待上几分钟就会受不了，更何况在 –196℃ 的环境里了。其实胚胎冷冻前胚胎学家都会对胚胎进行冷冻前的处理，基本原理就是将胚胎的水分给置换出来，因为水分在低温下会形成一种称为冰晶的物质，它会对胚胎产生损伤。因此，为了降低冷冻对胚胎的损伤，胚胎学家必须要对胚胎进行一个小小的操作，让胚胎进行瘦身，然后再将其放在 –196℃ 的环境里。经过这个步骤的操作后，95% 以上的胚胎经过解冻之后都可以存活下来，而且妊娠率不比新鲜周期移植的妊娠率低。因此大家不要担心胚胎会有损伤，我们的胚胎宝宝是很抗冻的哦。

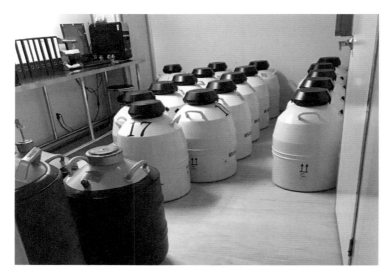

胚胎冷冻保存的液氮罐